产后瘦身操 不做胖妈妈

杨昕谕 编著

图书在版编目（CIP）数据

产后瘦身操不做胖妈妈 / 杨昕谕编著 . — 北京：中国轻工业出版社，2018.9

ISBN 978-7-5184-2007-0

Ⅰ.①产… Ⅱ.①杨… Ⅲ.①产妇 – 减肥 Ⅳ.①R161

中国版本图书馆 CIP 数据核字（2018）第 138833 号

版权声明

本書通過四川一覽文化傳播廣告有限公司代理，經臺灣橙實文化有限公司授權出版中文簡體字版本

责任编辑：付　佳　王芙洁　　责任终审：劳国强　　整体设计：锋尚设计
策划编辑：付　佳　王芙洁　　责任校对：李　靖　　责任监印：张京华

出版发行：中国轻工业出版社（北京东长安街6号，邮编：100740）
印　　刷：北京博海升彩色印刷有限公司
经　　销：各地新华书店
版　　次：2018年9月第1版第1次印刷
开　　本：710×1000　1/16　印张：9.5
字　　数：150千字
书　　号：ISBN 978-7-5184-2007-0　定价：48.00元

邮购电话：010-65241695
发行电话：010-85119835　传真：85113293
网　　址：http://www.chlip.com.cn
Email：club@chlip.com.cn
如发现图书残缺请与我社邮购联系调换
180102S3X101ZYW

自序

别因为结了婚、生了孩子，就觉得自己成了"黄脸婆"，女人，你的名字叫"美丽"

从小接触舞蹈的我，对于身材的保持要求十分苛刻，生怕自己在舞台上是一只肉肉的天鹅；长大后开始教舞，对于体态更加注意，平时除了教孩子舞蹈，也教成人如何通过舞蹈来瘦身，所以自己的身材就是个活招牌。"说别人之前，先看看自己"，这也是我对身材总是执着的地方！

一路走来，对自己的身材总能引以为傲，每天坚持锻炼，让自己在学生面前总是呈现完美体态。现在我结婚了，还生了个可爱的宝宝，可是怀孕初期，因为胎盘过低，医生叮咛必须卧床安胎，所以在怀孕初期我将所有课程全都暂停，只希望未出世的孩子能如期而至，不要提早报到，我还为她取了个小名叫"等等"，希望她能多等等，准备好了再出生。

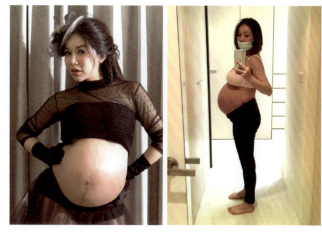

摄影：郑裔华

我希望等等是个健康宝宝，因此怀孕时的食补是免不了的。我很感谢我的婆婆总是帮我准备丰富的食补，贴心的老公也努力工作让我安心养胎，所以在每天吃吃喝喝的孕程中，我一共胖了18千克！这对于一个从有记忆以来就对自己身材要求极高的人来说，这增加的18千克简直是噩梦！

但母爱是伟大的，只要每次产检医生说宝宝是健康的，我觉得一切的付出都是值得的！终于在美丽的3月，等等诞生了，3227克，是个健康可爱的娃娃，可是那18千克没因等等出生就瞬间消失。我站在镜子前，一边看着怀里的等等，一边看着身上令人惧怕的肥肉，所有的自信全没了，我最引以为傲的身材不见了！因此我立誓，要在短时间内让自己恢复以往的身材。

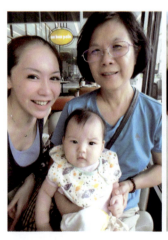 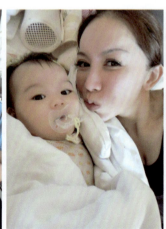 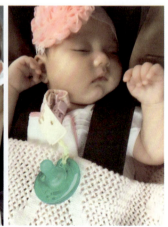

我因为生产时太过用力，骨盆腔有损伤，导致以前腰部旧伤复发，加上整个孕程都在吃吃喝喝，这让我从运动好手变成了多走些路就会喘的普通人，所以我开始规划一些瘦身动作，让自己在月子里先做些简单运动，出月子后持续做这些瘦身动作，以帮助自己恢复身材。饮食方面我不会因减肥而少吃，因为生产让女人元气大伤，所以该吃还是要吃、该补还是要补。因为我是母乳喂养，而宝宝的营养全部来自母亲的奶水，吃得营养、吃得健康很重要！

特别叮咛，千万别在月子里节食，这样做不但很伤身体，还会影响宝宝的健康成长，得不偿失。每天饮食均衡很重要！在这几个月里，我通过自创的"产后瘦身操"成功瘦身。

现在我已经完全瘦回去了，以前的衣服又能穿了，在短短几个月里，我的自信又回来了！我抱着等等出门时，大家都不相信几个月前的我还是个孕妇。"没有丑女人，只有懒女人"，这是我经常跟学生说的话，只要有恒心和信心就一定能瘦。"女为悦己者容"这句话我最喜欢，别因为结了婚、生了孩子，就觉得自己成了"黄脸婆"，女人，你的名字叫"美丽"！

但仍要特别提醒，运动前最好先询问你的妇产科医生，看看你是否能开始运动了，还是一句老话"量力而为"！最后，我想说的是，当了母亲之后，才知道母爱的伟大，在此向全天下的母亲说声："您辛苦了！"

作者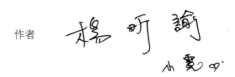

目录

PART 1 掌握黄金关键期，产后瘦身更简单

12 Q&A 产后瘦身疑问大破解，妇产科医生来解惑

12 Q 产后瘦身的关键期是 6 个月吗？什么时候开始瘦身比较好？

12 Q 生产完肚子的肉很松，何时可以用腹带？

13 Q 剖宫产产后大约要多久才可以运动？

13 Q 喂母乳真的会变瘦吗？

14 Q 坐月子的时候吃得太好，怎么可能变瘦？

14 Q 产后瘦身要遵守的"聪明饮食法"是什么？

15 Q 我在喂奶，能减肥吗？

15 Q 水肿、便秘、橘皮，可以通过运动来改善吗？

15 Q 母乳喂养，能吃刺激性食物吗？

16 小霓老师产后瘦身经验分享
怀孕胖了 18 千克，产后聪明瘦回来

22 专为产后设计的瘦身操

25 女性重要肌肉图解

28 小霓老师推荐，产后瘦身好物大公开

PART 2 局部塑形操，针对肥胖部位强力出击

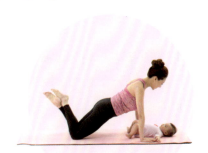

34　纤臂操
- 34　01 手臂合掌
- 36　02 手臂弹动
- 38　03 手臂旋转
- 40　04 手臂平举
- 42　05 伏地挺身

44　瘦腹操
- 44　01 仰躺抬脚
- 46　02 腰腹扭转
- 48　03 抬脚卷腹
- 52　04 趴式扭转
- 54　05 伏地伸腿
- 56　06 坐椅起立
- 58　07 撑地抬臀
- 60　08 侧躺抬臀
- 62　09 坐姿举手
- 64　10 跪姿平移

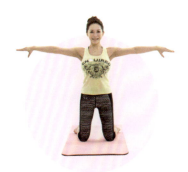

CONTENTS

66　翘臀操
- 66　　01 踮脚行走
- 69　　02 趴躺抬腿
- 70　　03 站姿抬脚
- 74　　04 跪姿抬脚
- 76　　05 侧躺伸展

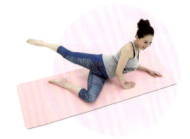

78　瘦腿操
- 78　　01 弓步后蹲
- 80　　02 弓步平移
- 82　　03 侧躺抬腿①
- 84　　04 躺喂抬腿
- 86　　05 侧躺抬腿②
- 88　　06 平躺抬腿
- 90　　07 勾脚前弯
- 92　　08 靠背半蹲
- 94　　09 站姿伸展
- 96　　10 站姿抬腿
- 98　　11 坐姿拉伸

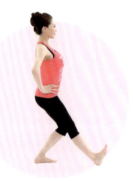

100　纤背操
- 100　　01 趴姿拉伸
- 102　　02 举手拉伸
- 104　　03 站姿弯腰

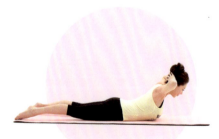

106 ● 04 站姿缩腹
108 ● 05 站姿挺胸

110 美胸操
110 ● 01 站姿扩胸
112 ● 02 伏墙挺身
114 ● 03 手肘压伸
116 ● 04 手肘平移
118 ● 05 撑地抬臀

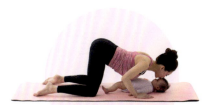

PART 3 进阶组合操，强效燃脂练出完美曲线

122 强效燃脂！四大进阶组合操

124 热身操

130 进阶操 1

136 进阶操 2

144 伸展操

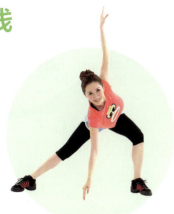

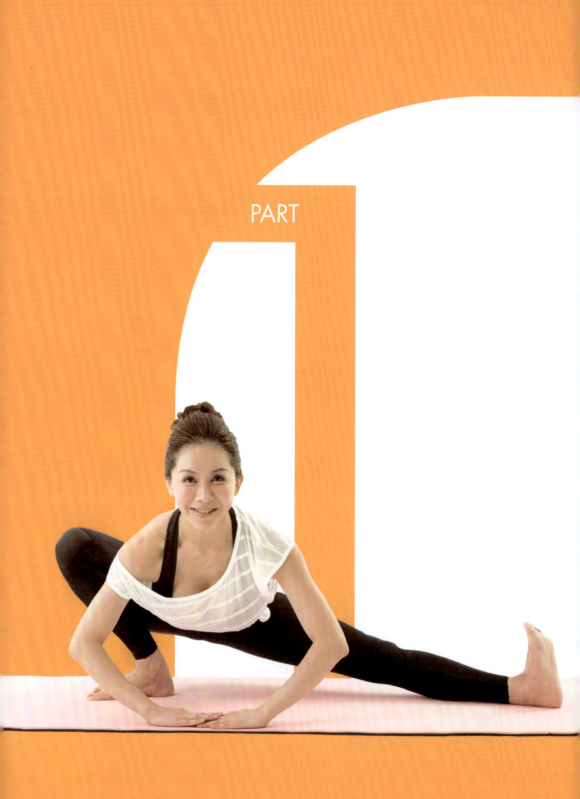

PART 1

掌握黄金关键期，
产后瘦身更简单

——

注重身材的小霓老师（这是我的小名，也是大家对我的爱称），怀孕竟然胖了18千克，产后3个月靠自创的"产后瘦身操"成功瘦身！这套操不仅可以锻炼核心肌群，还能提升肌力，彻底击退产后肥胖，另有背巾背宝宝、躺喂的瘦身操动作，让产后新妈妈瘦身更容易！

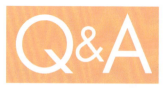 **产后瘦身疑问大破解，妇产科医生来解惑**

下面由台湾台北联合医院阳明院区妇产科主任朱继章为各位新妈妈解惑！

Q 产后瘦身的关键期是6个月吗？什么时候开始瘦身比较好？

A 怀孕的时候，建议平均一个月重1千克，整个孕期下来胖10千克左右是最理想的，若是胖到20千克就有点太多了。孕期最好不要胖太多，否则产后瘦身会很辛苦。产后瘦身的关键期是产后6个月，因为越晚动、越不动，定型的脂肪就越难消除，我建议满月后，只要身体情况允许就可以开始运动了（若生产时有特殊情况，需咨询自己的妇产科医生）。

Q 生产完肚子的肉很松，何时可以用腹带？

A 剖宫产妈妈，医生建议通过用腹带固定伤口，而顺产妈妈通过使用腹带可以更好地帮助子宫收缩，但每天使用时间不宜太长，否则会让身体很不舒服。想要瘦身，建议搭配运动效果才会好。

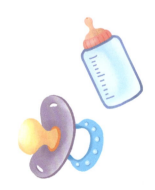

Q 剖宫产产后大约要多久才可以运动？

A 不论剖宫产还是顺产，通常坐完月子就可以正式运动了！除非伤口有问题，建议运动前可先评估自己复原状况或咨询自己的妇产科医生。建议初期先从和缓的运动或是自己熟悉的运动开始，例如怀孕前有游泳习惯的可以游泳、喜欢练瑜伽的可以继续练瑜伽，走路也是个很好的运动，因为能增加心肺功能。这里说的走路，是指快走，要让自己走到心跳加快、走到流汗，而且至少要走30分钟才能有效消耗热量。

NOTE
一定要培养规律性、持之以恒的运动习惯，做任何运动都是一样，只要能培养并遵守这两个好习惯，离瘦身成功就不远了。

Q 喂母乳真的会变瘦吗？

A 是的！因为喂奶会消耗热量，若是再搭配"聪明饮食法"，体重自然就会下降。但是很多人跟我说："喂奶的时候很容易饿，而且吃得也多，怎么可能瘦下来？"我想跟大家说，吃得营养和热量高并不会完全画等号，食物的烹调方式有很多种，例如一条鱼可以煎、炒、炸、蒸，用蒸的方式当然能吃到最多营养，而且摄取的热量最低！

坐月子的时候吃得太好，怎么可能变瘦？

A 坐月子的时候千万不要再胖下去了，否则很难瘦回去。坐月子的时候要掌握"聪明饮食法"，如果同时母乳喂养，体重一定会减少！月子里千万不要大补特补，可以用鱼汤代替花生炖猪脚、麻油鸡，这样摄取到的营养绝对够，而且热量也不高。

产后瘦身要遵守的"聪明饮食法"是什么？

A 其实不管任何减肥手段都要遵守"聪明饮食法"，聪明吃、轻松动，就能瘦下来。建议减少精制淀粉的摄入，可用五谷杂粮代替白米白面，或是改吃半碗饭。红肉少吃，以去皮鸡肉、鱼肉来代替，这样摄取的蛋白质高、热量少。若是仍选择吃炸鸡、烤鸭、重味料理，那对减肥来说只是徒劳无功。

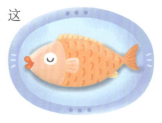

─NOTE
聪明饮食法 KEY POINT
- 越精细好吃的食物热量越高，例如小蛋糕、面包、蛋挞等。
- 食物的烹调方式会决定热量与营养，这些道理其实你都懂，能不能遵守取决于你的意志力。
- 白米饭可以改为五谷杂粮饭，少吃红肉，多吃蔬菜。

我在喂奶，能减肥吗？

A 减肥不等于节食！想成功瘦下来，要遵守的原则就是"聪明吃+轻松动"，减肥并不是要你什么都不吃，就算在喂奶，只要遵守"聪明饮食法"，就可以吃得更营养、热量更低，也不会影响奶量，对喂奶的妈妈们来说更有助益。

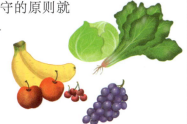

Q 水肿、便秘、橘皮，可以通过运动来改善吗？

A 怀孕时因为肚子里多了一个小孩，身体内的液体量大增、循环功能变差，容易造成水肿、便秘、橘皮、妊娠纹等问题。这些问题在产后其实都可以通过运动来改善，但并非一朝一夕就能看到效果，必须要持之以恒，才能渐渐看到效果。

母乳喂养，能吃刺激性食物吗？

A 哺乳时可以吃刺激性食物和冰品吗？其实从西医角度并没有完全禁止。但是冰品在制作过程中容易受细菌污染，通常食物必须煮沸后才能减少细菌，但冰品少了这道加热过程，所以较容易滋生细菌，所以哺乳妈妈在食用时要特别注意。另外，刺激性食物通常热量比较高，因此想要瘦身的妈妈还是尽量避免食用。

小霓老师产后瘦身经验分享
怀孕胖了18千克，
产后聪明瘦回来

　　我整个孕期胖了18千克，但是产后3个月就全部瘦回来了，除了勤喂母乳外，聪明饮食+做产后瘦身操，都是我瘦下来的主要原因。我是个相当注重身材的舞蹈老师，也因怀孕而让自己胖到不想拍照，非常能理解每个产后妈妈想瘦下来的心情，所以**这本书我特别针对想瘦身的妈妈们设计了能强效燃脂的"产后瘦身操"**，甚至还有躺喂或背着宝宝运动的动作，相信只要每天抽空做做，就能恢复苗条身材（如果爸爸想跟着一起做，也非常欢迎！因为这些动作对燃脂效果是非常好的）。

─ NOTE ─
做瘦身操前，请先评估自己的身体或是咨询自己的妇产科医生是否适合。

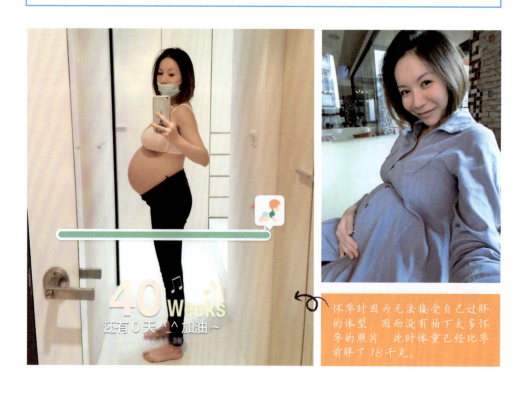

怀孕时因为无法接受自己过胖的体型，因而没有拍下太多怀孕的照片，此时体重已经比孕前胖了18千克。

孕期胖了 18 千克，食量大增、运动暂停

由于我的身份是舞者、舞蹈老师，因此我在怀孕前一直维持着完美体态，但在怀孕后我完全停止运动，因为我的胎盘过低，医生叮咛我尽量平躺。这十个月来我几乎没做任何运动，最多偶尔在家里抬抬脚、拉拉筋，孕期录了两集孕妇伸展节目。

怀孕前我的饮食并不是很健康（甚至可以每天吃方便面），但怀孕后，由于母性的本能，想给宝宝最好的，我告诉自己一定要吃得很营养。随着怀孕后胃口逐渐增大，食量大增，从孕前的半个便当到孕晚期一个半便当，都还是没有饱足感！

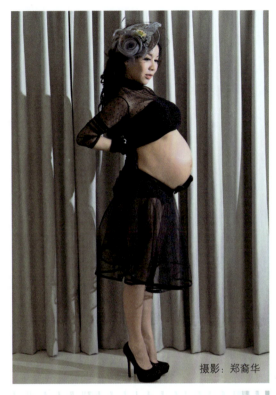

摄影：郑裔华

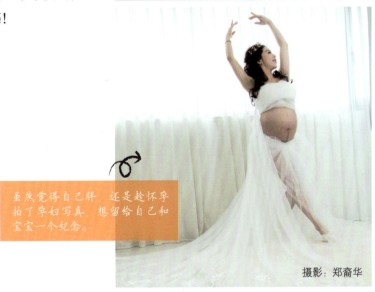

虽然觉得自己胖，还是趁怀孕拍了孕妇写真，想留给自己和宝宝一个纪念。

摄影：郑裔华

聪明吃、轻松动，迅速回到产前体重

其实产后我的食量还是很大，由于喂奶的关系，营养方面必须特别注意，我会尽量减少淀粉的摄取，每天1个鸡蛋，正餐以青菜、瘦肉、水果为主，但可别以为这样就吃不饱，我每天可是吃得又饱又营养！除此之外，产后2个月我才开始运动，一开始我是先用慢走的方式，希望能恢复以往的心肺功能，然后主要做些增加肌力和肺活量的运动，重点是放在锻炼核心肌群上，这样对瘦腹最有效！

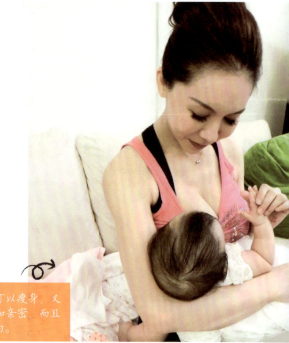

特别提倡喂母乳，可以瘦身，又能和宝宝的关系更加亲密，而且母乳对宝宝是最好的。

◎小霓老师产后饮食

饮食	说明
早午餐	● 因为当妈妈后真的没什么时间，所以早午餐会一起吃，例如吃一个三明治，里面夹了奶酪、鸡蛋、培根、黄瓜等。 ● 可以再搭配一杯无咖啡因的南非茶。
晚餐	● 饭量减半，搭配少油青菜牛肉+菇类，炒成一盘吃，这样不仅含有丰富的蛋白质，也能吃得很饱。 ● 若觉得嘴馋，可以再准备1个苹果或1个番石榴，切成小块食用，这样让嘴巴吃得很累，就自然吃得少。

NOTE

母乳喂养真的会瘦！建议早上起床空腹的第一件事就是先挤奶、喂奶，因为挤奶、喂奶本来就是一个消耗热量的运动，空腹做运动更有利于消耗脂肪！

当了妈妈后真的没什么时间运动，就算有时间也是抓紧补觉，不过我会趁宝宝睡着的时候做一些局部瘦身操（可以参考本书PART2的动作），甚至有些是针对背宝宝、躺喂来设计的，就是希望产后新妈妈能充分利用时间来瘦身。另外，运动时要记得配合本书里的"吸气""吐气"来做，这样才能更好地锻炼核心肌群，让膨出的肚子瘦回去！

我想告诉刚生产完的新妈妈们，虽然挤奶、喂奶很辛苦，但为了自己能瘦身、宝宝的身体健康着想，千万不要轻易放弃母乳喂养！

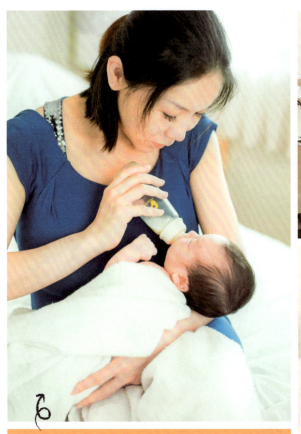
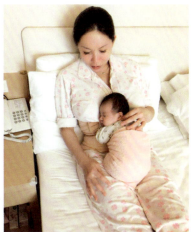
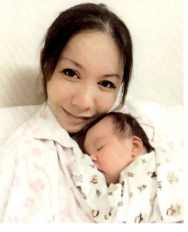

我可爱的宝贝诞生了，新手妈妈实习中，手中正拿着一早挤出来的新鲜母乳！

局部和进阶瘦身操,训练肌力健康瘦

我所设计的产后瘦身操,结合了普拉提、瑜伽、拉筋、训练肌力等动作,甚至有些是背宝宝、躺喂都可以做的动作。PART2主要着重局部瘦身,例如刚坐完月子、还在手忙脚乱的新妈妈可以利用宝宝睡觉时来运动,通过运动还能缓解产后抑郁!PART3主要着重全身瘦的进阶组合操,介绍了从暖身、瘦身操、收操等动作,各位妈妈可以跟着我一起做,瘦身效果很好!

> **NOTE**
> 这本书里设计的产后瘦身操,因为可以锻炼腹部等核心肌群,除了瘦肚子,还有改善便秘的功效!

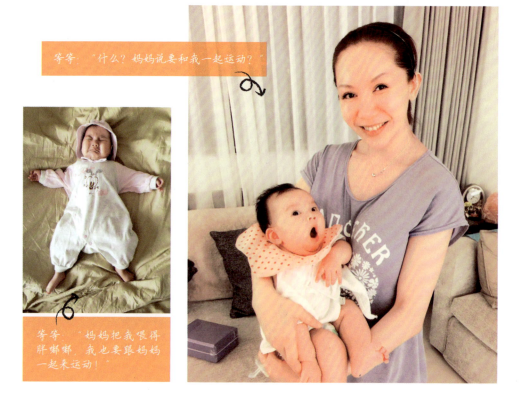

等等:"什么?妈妈说要和我一起运动?"

等等:"妈妈把我喂得胖嘟嘟,我也要跟妈妈一起来运动!"

但是做PART3瘦身操的时候，一定要先从热身操开始。我常常把运动顺序比喻成开车，例如开车前要先发动、暖车再开，如果没有暖车就加速狂冲，车子很容易坏掉。以此类推，在**做任何运动前**，若没有热身，让自己的心率达到一定水平再运动，很容易造成运动伤害。在做完运动后也要做伸展操来收操，试想，如果开车时突然熄火，车子是不是很容易坏掉呢？所以做完运动后，要做伸展操来放松我们的肌肉。

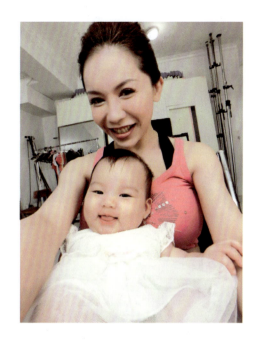

小霓老师产后快瘦秘诀

- ☑ **挤奶**：早上起床空腹时挤奶，燃脂效果更佳。
- ☑ **喂奶**：喂奶，等于几小时就运动一次，真的是利己利孩的行为！
- ☑ **聪明吃**：尽量不吃过多淀粉，吃青菜、水果、瘦肉。
- ☑ **轻松动**：做产后瘦身操。
- ☑ **增强度**：渐渐增加运动强度。

专为产后设计的瘦身操

这本书里设计的产后瘦身操，动作简单又能达到运动效果，PART2部分每个运动通常3个动作就能完成，甚至结合了普拉提、瑜伽、拉筋、训练肌力等动作，锻炼核心肌群的效果很好，只要每天持之以恒抽空做，就能让你恢复完美体态！

本书运动单元介绍

 刚坐完月子、没什么时间的新妈妈，可以利用宝宝睡觉的时间来运动，这时就可以参考本单元设计的动作，针对想要瘦的部位来练习。

 产后一段时间，时间较充裕的妈妈，跟我一起来运动，全身燃脂效果很好。

产后速瘦方程式

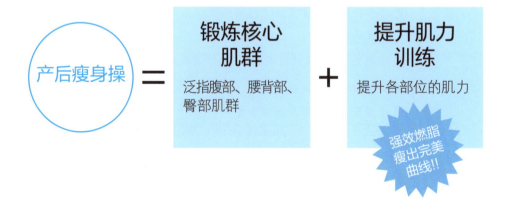

产后速瘦要点1：
锻炼核心肌群

近几年大家开始重视锻炼肌肉的重要性，减肥再也不想减成皮包骨，而是锻炼肌肉、成为有线条的美女。我所设计的产后瘦身操，快瘦的秘密就是锻炼核心肌群。什么是核心肌群呢？它主要指的是腹部、腰背部、臀部的肌肉，核心肌群在身体肌肉中占有很大的一部分，是人体最重要的肌群。

人体不管做什么样的动作，一定会用到核心肌群，因此若是核心肌群功能强，那么我们在做跳跃、转体动作时，速度与力量就会更快、更强，这也代表着我们的燃脂率和代谢率更强。

相反，核心肌群若无力，那么身体就容易腰酸背痛、肩颈酸痛，脂肪容易堆积在臀部、腰部，而且常常会出现落枕、腰肌劳损，甚至造成脊椎歪斜等问题，对健康的危害非常大。

锻炼核心肌群的好处

☑ 燃脂力上升
☑ 代谢率上升
☑ 活动更轻松
☑ 酸痛不再来

核心肌群位置

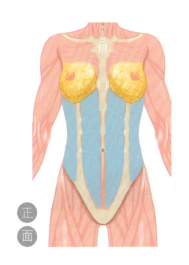

正面

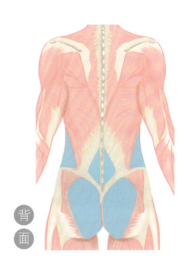

背面

产后速瘦要点2：
提升肌力训练

　　产后想要快速回到苗条的体态，除了锻炼核心肌群外，也要强化肌力训练，本书设计的产后瘦身操，完全兼顾了这两大部分（锻炼核心肌群、训练肌力），所以只要每天持之以恒来练习，很快就能像我一样，把孕期增胖的18千克通通消灭掉。

　　为什么要训练肌力呢？因为人体肌肉是日常生活都会使用到的，例如走路需要用到脚部肌力、吃饭需要用到手部肌力，各种动作都会用到肌力。肌力强，就能提升基础代谢率、增加热量消耗，除了帮助瘦身，还能延缓衰老、减少疾病，让身体更健康！

提升肌力的好处

- ☑ 增加热量消耗
- ☑ 让身体更健康
- ☑ 提升燃脂代谢
- ☑ 减少疾病、延缓衰老

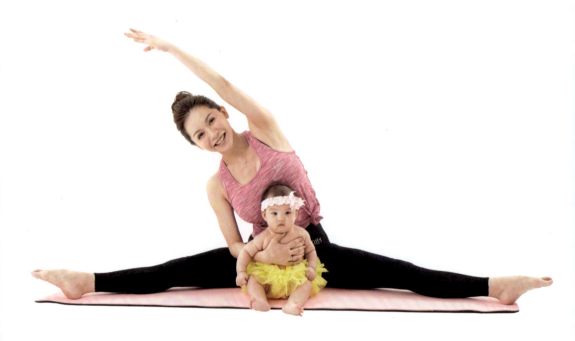

女性重要肌肉图解

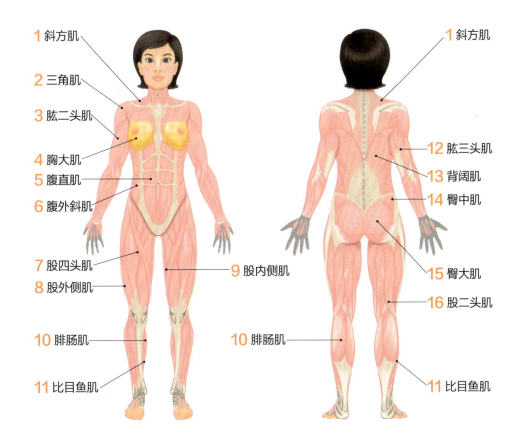

◎各部位肌肉特色

1 斜方肌 ≫ 纤背运动可见本书第100~109页
属于肩部肌群,锻炼这个部位可以矫正驼背,让体态更挺拔、更好看。

2 三角肌 ≫ 纤背运动可见本书第100~109页
和斜方肌一样,属于肩部肌群,锻炼这个部位可以让肩膀更易于活动,手臂、肩膀更灵活。

3 肱二头肌 >>> 纤臂运动可见本书第34~43页
属于前臂肌群，锻炼这个部位可以击退手臂赘肉，让手臂线条更好看。

4 胸大肌 >>> 美胸运动可见本书第110~119页
锻炼胸肌可以让上胸更饱满，胸型更好看。

5 腹直肌 >>> 瘦腹运动可见本书第44~65页
属于腹部肌群，脂肪很容易堆积在这里，锻炼这个部位可以让腹肌更发达，打造令人羡慕的腹肌。

6 腹外斜肌 >>> 瘦腹运动可见本书第44~65页
属于腹部肌群，收缩时可使躯干弯曲旋转，防止骨盆前倾，对腰椎活动相当有帮助。

7 股四头肌 >>> 瘦腿运动可见本书第78~99页
属于大腿肌群，大腿肌群包含股外侧肌、股内侧肌，主要让人在跑步、攀登、踢动时可以伸直膝盖，并维持人体直立姿势。锻炼这个部位可以强化膝盖，预防膝痛。

8 股外侧肌 >>> 瘦腿运动可见本书第78~99页
属于大腿肌群，位于大腿前外侧，伸展小腿时会使用到这个肌群。

9 股内侧肌 >>> 瘦腿运动可见本书第78~99页
属于大腿肌群，大腿内侧是很难瘦的部位，锻炼这个部位就能击退大腿内侧脂肪，让线条更好看！

10 腓肠肌 >>> 瘦腿运动可见本书第78~99页
属于小腿肌群，位于小腿肚，小腿粗壮、萝卜腿等就是因为腓肠肌过于发达。

11 比目鱼肌 ⫸ 瘦腿运动可见本书第78～99页

属于小腿肌群,走路、时间长的耐力训练主要依靠这个部位,加强这个部位的锻炼,可以让小腿更修长。

12 肱三头肌 ⫸ 纤臂运动可见本书第34～43页

属于后臂肌群,作用是使肘关节伸展,锻炼这个部位可以阻击松垮垮的蝴蝶袖。

13 背阔肌 ⫸ 纤背运动可见本书第100～109页

这个部位非常有助于形体的改善,能让身体线条更有型,也能衬托出腰部的纤细感。

14 臀中肌 ⫸ 翘臀运动可见本书第66～77页

属于臀部肌肉,这个部位非常重要,这个部位无力的话容易造成膝盖内侧痛、足跟外翻、足弓低等问题。锻炼这个部位可以让臀部饱满、圆润,呈现漂亮的弧度。

15 臀大肌 ⫸ 翘臀运动可见本书第66～77页

属于臀部肌肉,锻炼这个部位可以让臀部线条更好看,通常指的臀部"微笑曲线"就是这里。

16 股二头肌 ⫸ 瘦腿运动可见本书第78～99页

大腿后侧的肌肉,主要负责控制膝盖弯曲、大腿伸展的动作,锻炼这个部位可以稳定膝盖,减少拉伤。

小霓老师推荐，产后瘦身好物大公开

运动辅助工具

运动时我会搭配一些工具来增加强度，本书设计的所有运动，初期可以先空手练习，当运动一阵子后觉得强度不够，就可拿哑铃、瑜伽砖、弹力带等来辅助练习，以增加运动强度。例如哑铃可以先从0.5千克开始（书里我都是拿0.5千克哑铃来示范），若觉得强度不够再慢慢增加重量。

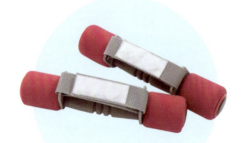

↑初期可以先从单个重0.5千克的哑铃开始。可以用防滑棉包覆，更好拿握。

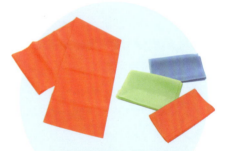

↑弹力带建议选择天然乳胶材质的，无毒、无异味，而且弹性好、韧性佳。

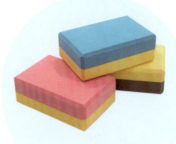

↑瑜伽砖很适合搭配进行伸展骨盆训练，或是防止做高难度动作时拉伤，书里许多动作都会用到。

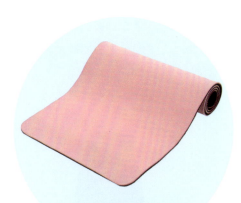
↑采用环保POE材质、厚度适中、特殊加长设计的瑜伽垫，使用起来更方便。

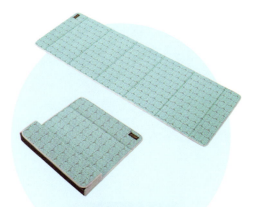
↑折叠式瑜伽垫，可以针对不同的动作来调整瑜伽垫的厚度。最好选择防滑性好的。

塑身衣裤

产后有可能因为正在哺乳或是胸部下垂等问题，暂时无法穿回产前的内衣，因此一般会选择运动内衣或哺乳内衣。市售有包覆性强的运动内衣，不压胸、不论大胸小胸都适合，而且弹性好、吸湿排汗效果佳，很适合运动时穿。

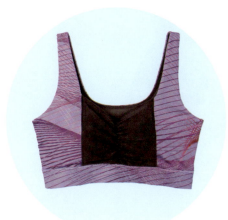
←包覆性强，不仅可稳定包覆且舒适透气，很适合运动时穿。

除此之外，产后妈妈最担心的就是腹部赘肉，可以穿着加强腹部线条的塑身衣、塑身长裤。挑选时考虑"舒适+修饰"等多重功能，穿着时更要以"方便、舒适、不紧绷"为原则，这样外出时就能修饰腰部曲线、平坦小腹，聪明地把腹部赘肉藏起来。

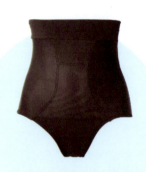

↑采用一体式设计可免穿内裤，重点是可以完美包覆腹部赘肉且不会下滑，穿脱方便。

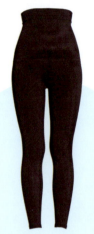

↑这种塑腹高腰弹力裤不压胃、不下卷，还可以当一般内搭裤穿。

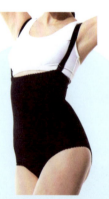

↑针对恼人的腹部赘肉设计，特别在腹部中央用菱形织纹加压，裤底采用雕空设计，穿脱方便。

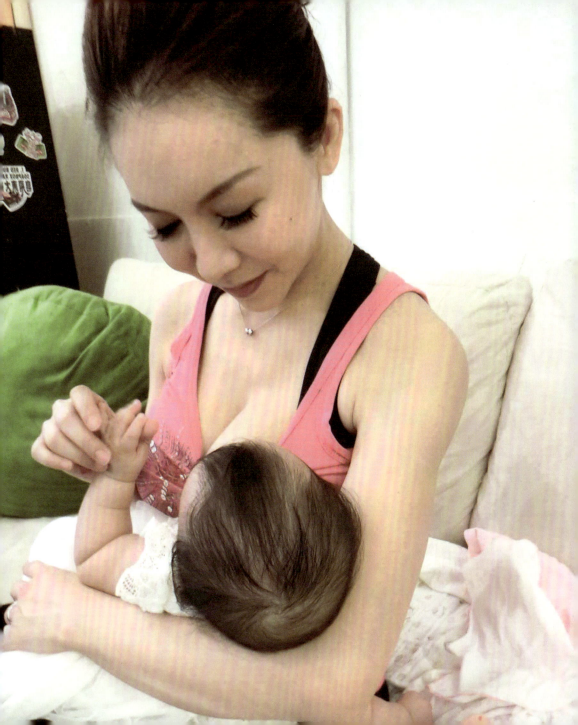

PART 2

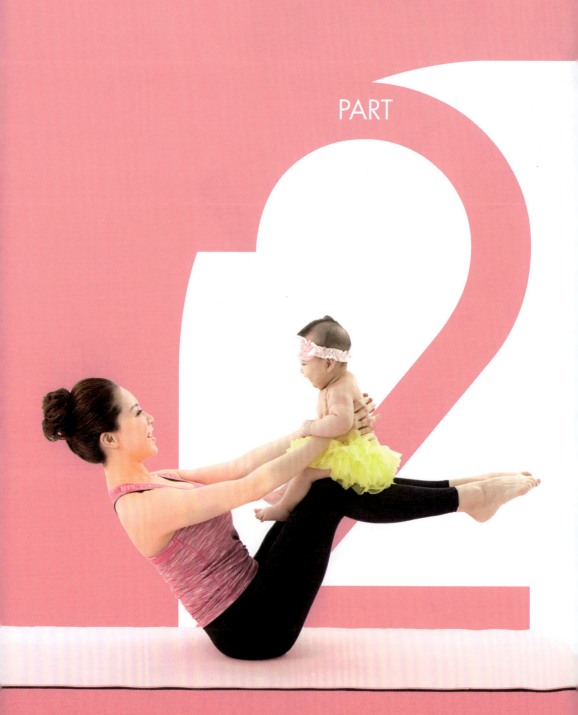

局部塑形操，
针对肥胖部位强力出击

产后没时间运动？我特别设计的"局部塑形操"，大部分运动3个动作即可完成，不仅简单，还结合了普拉提、瑜伽、拉筋、训练肌力等动作，可锻炼核心肌群，更能提升肌力，减脂、塑形效果一级棒！

纤臂操 01
手臂合掌

次数 每个方向各10次十回合，中间休息15秒
进阶 拿哑铃

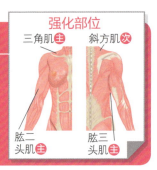

强化部位
三角肌 主　斜方肌 次
肱二头肌 主　肱三头肌 主

1 双手合掌放胸前，手肘与肩平高。将双手向上延伸，同时将双手手肘夹紧，并向上延伸弹动10次。

2 双手伸直向前，手掌保持合掌。手臂向前伸直时手肘分开，弯曲时手肘夹紧，共做10次。

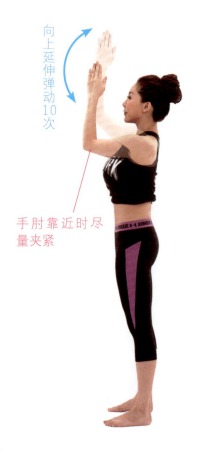

向上延伸弹动10次

手肘靠近时尽量夹紧

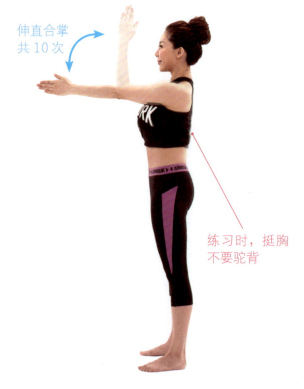

伸直合掌 共10次

练习时，挺胸不要驼背

PART **2** 局部塑形操，针对肥胖部位强力出击

3 回到起始位置，双手手掌向上越过头部，手肘尽量夹紧不放松，并且向后弹动10次。

4 手肘夹紧，小臂左右摇摆10次。

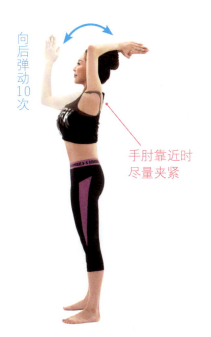

向后弹动10次

手肘靠近时尽量夹紧

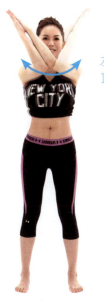

左右摇摆10次

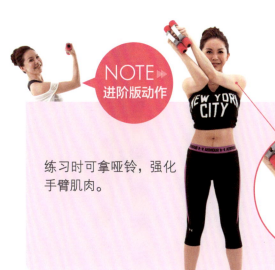

NOTE ▶ 进阶版动作

练习时可拿哑铃，强化手臂肌肉。

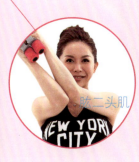

肱二头肌

进阶版可以加强锻炼肱二头肌，击退手臂赘肉，让手臂线条更好看。

纤臂操

纤臂操 02
手臂弹动

次数 50次四回合，中间休息15秒
进阶 拿哑铃

强化部位

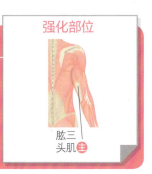

肱三头肌（主）

1 站姿坐姿皆可（若坐姿请勿选择靠背椅）。收腹挺胸，双手伸直，手掌相对放于身后。

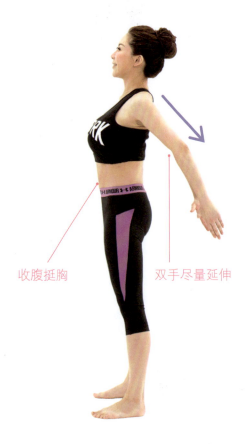

收腹挺胸　　双手尽量延伸

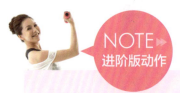

NOTE ▶ 进阶版动作

练习时可拿哑铃，或是将手的高度提高，来强化臂部肌肉。

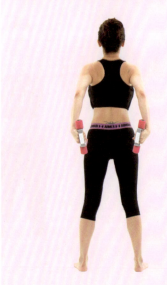

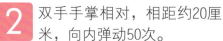

2 双手手掌相对，相距约20厘米，向内弹动50次。

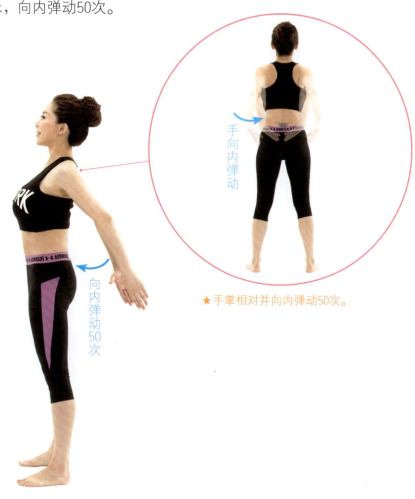

★ 手掌相对并向内弹动50次。

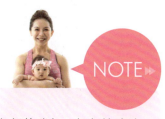

这组动作的每个步骤可搭配"小狗式呼吸法"，就是急促的喘气，把气快速地吸入小腹，再快速吐出，像小狗在喘气。这种呼吸法类似快吸快吐的急促喘气，能强化腹肌的力量。

纤臂操 03
手臂旋转

次数 20次五回合，中间休息15秒
进阶 拿哑铃

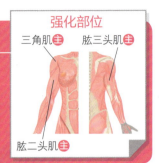

强化部位
三角肌 主
肱三头肌 主
肱二头肌 主

1 双手向旁平举，手心朝下。均衡呼吸即可。

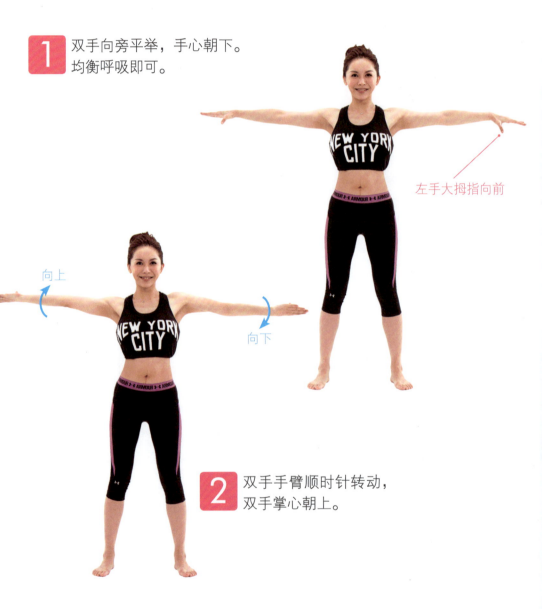

左手大拇指向前

向上
向下

2 双手手臂顺时针转动，双手掌心朝上。

3 再将双手手臂逆时针转动，双手掌心朝上。

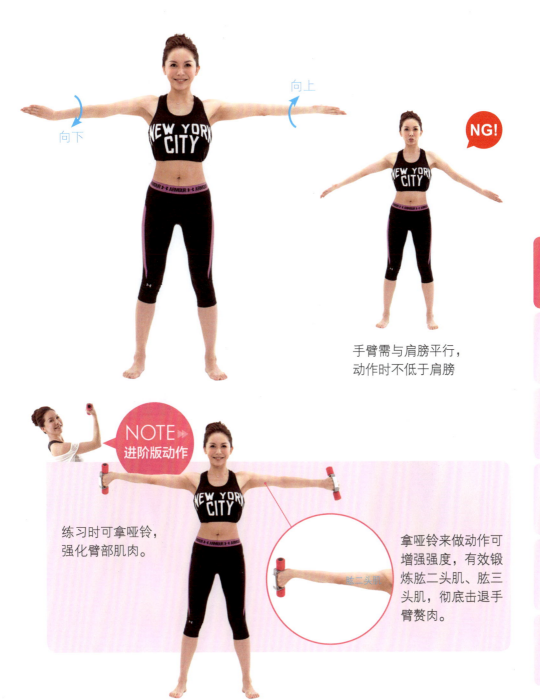

向下　向上

NG!

手臂需与肩膀平行，动作时不低于肩膀

NOTE ▶ 进阶版动作

练习时可拿哑铃，强化臂部肌肉。

肱二头肌

拿哑铃来做动作可增强强度，有效锻炼肱二头肌、肱三头肌，彻底击退手臂赘肉。

纤臂操 04
手臂平举

次数 20次五回合，中间休息15秒
进阶 拿哑铃

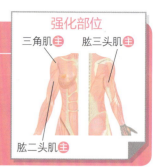

强化部位
三角肌 主
肱三头肌 主
肱二头肌 主

1 双手弯曲，掌心向内放置胸口两侧。

2 右手螺旋式逆时针向上举。

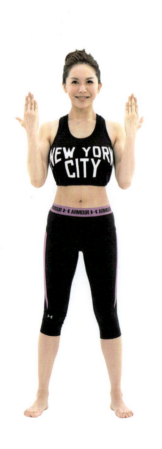

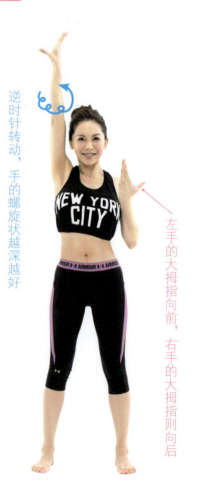

逆时针转动，手的螺旋状越深越好

左手的大拇指向前，右手的大拇指则向后

PART 2 局部塑形操，针对肥胖部位强力出击 41

3 右手顺时针转回原位，左手同时螺旋式逆时针向上举。左右手轮流做10次。

4 将手的行动方向转至两旁。右手螺旋式顺时针向外举，再逆时针放回原位，左手同时螺旋式逆时针向外举，再顺时针转回原位。左右手做10次。

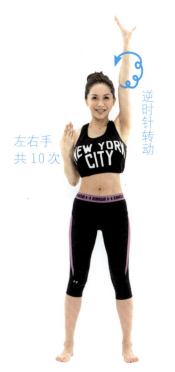

逆时针转动

左右手共10次

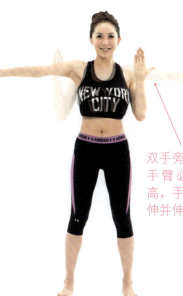

双手旁举动作时，手臂必须与肩同高，手臂尽可能延伸并伸直

纤臂操

NOTE ▶ 进阶版动作

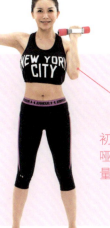

练习时可拿哑铃，强化臂部肌肉。

初期可先拿0.5千克的哑铃，之后再增加重量来提高训练难度

纤臂操 05
伏地挺身

次数 10次五回合，中间休息15秒
进阶 可渐渐加快，增加强度

强化部位
- 三角肌 主
- 肱三头肌 主
- 胸大肌 次
- 肱二头肌 主
- 腹直肌 次

1 伏地挺身姿势，双手放置肩膀正下方。将宝宝放置身体下方，眼睛相对，先深吸一口气。

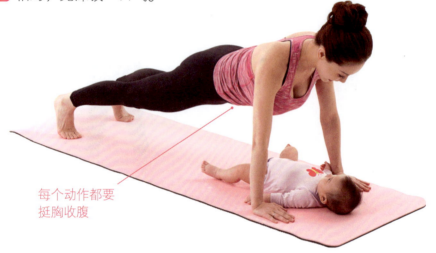

每个动作都要挺胸收腹

2 先将右手弯曲，手肘放置地面，吐一小口气。

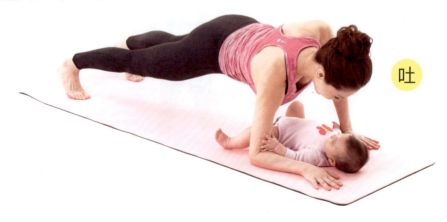

吐

3 再将左手弯曲,手肘放置地面。
再次吐一小口气。

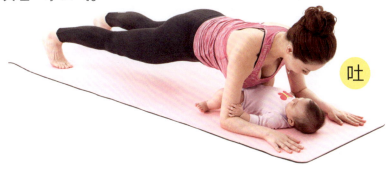

4 将右手手肘伸直吸一小口气后,再将左手手肘伸直,再吸一口气,最后回到预备姿势。

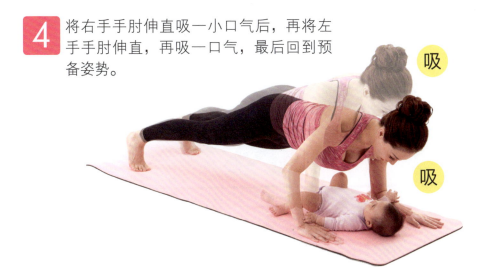

NOTE

可将双脚弯曲,练习时较不费力。

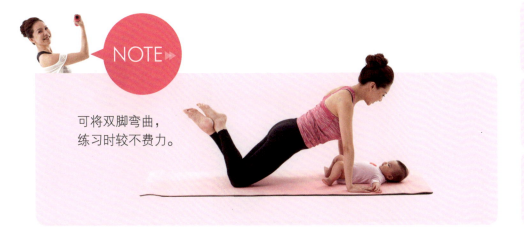

瘦腹操 01
仰躺抬脚

次数 20次五回合，中间休息15秒
进阶 脚左右斜上方伸直，大腿内侧夹瑜伽砖

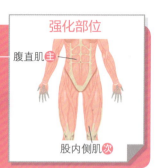

强化部位
腹直肌 主
股内侧肌 次

1 仰躺，双腿弯曲脚踩地，双手弯曲，手肘碰地位于肩膀下方，将身体撑起。

吸

手肘放于肩膀正下方

2 吐气同时将膝盖靠近额头。

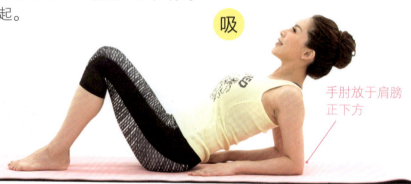

★ 身体较柔软的人，可将脸尽量靠近膝盖，能强化运动效果。

吐

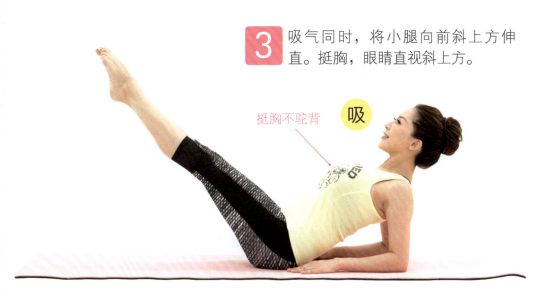

3 吸气同时，将小腿向前斜上方伸直。挺胸，眼睛直视斜上方。

挺胸不驼背

吸

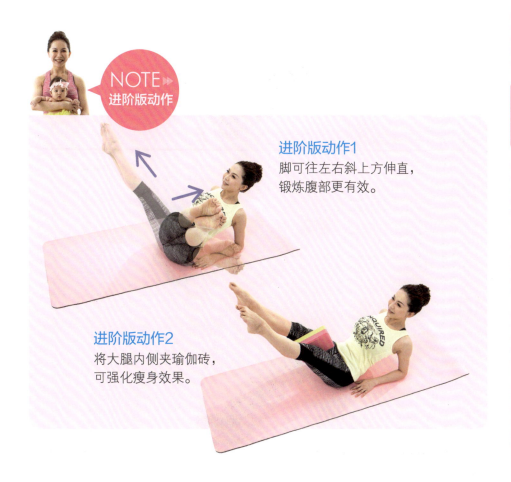

NOTE ▶ 进阶版动作

进阶版动作1
脚可往左右斜上方伸直，锻炼腹部更有效。

进阶版动作2
将大腿内侧夹瑜伽砖，可强化瘦身效果。

瘦腹操

瘦腹操 02
腰腹扭转

次数 20次五回合，中间休息15秒

进阶 身体尽量倾斜，拿哑铃

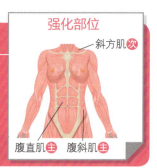

强化部位
斜方肌 次
腹直肌 主　腹斜肌 主

1 坐姿挺胸，双脚打开与肩同宽，脚向前弯曲踩地。

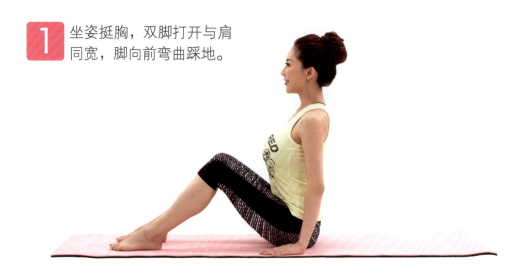

2 双手伸直，掌心相对，并向前斜上举起。

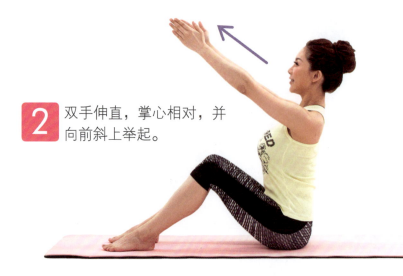

3 先吸气，将身体向后倾斜约15度，同时将身体转向右边，右手向后延伸。吐气，将身体转回原位。另一边同样动作。

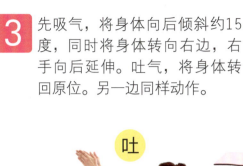
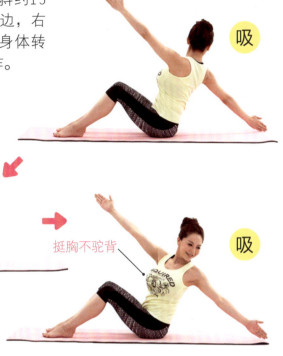

挺胸不驼背

NOTE 进阶版动作

强化部位
三角肌　肱二头肌

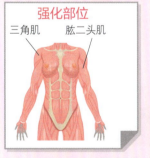

进阶版动作1
可将身体向左右倾斜更多，更能锻炼腰腹肌群。

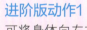

进阶版动作2
双手拿哑铃，可以增加训练强度。

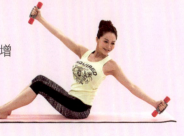

瘦腹操 03
抬脚卷腹

次数 20次五回合，中间休息15秒
进阶 拿哑铃

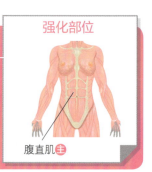

强化部位

腹直肌 主

1 身体平躺，双脚伸直，将双手平放于身体两侧。

双脚伸直

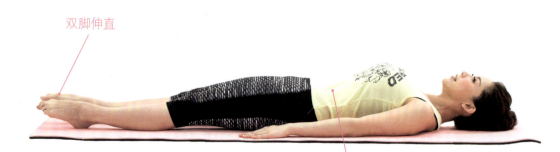

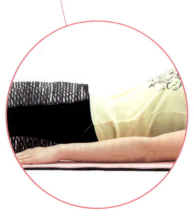

★ 腹部很容易堆积脂肪，卷腹的动作可以锻炼腹直肌，打造出令人羡慕的腹肌。

2 吸气，双脚向上抬高15度，同时将双手向上举。

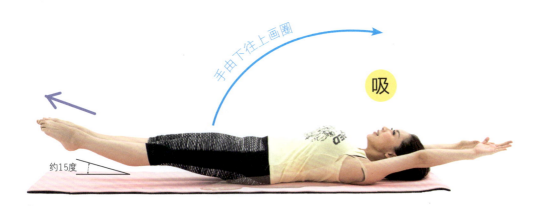

3 吐气，将双腿弯曲，膝盖靠近胸口，双手从上向外画圈放回身体两侧。

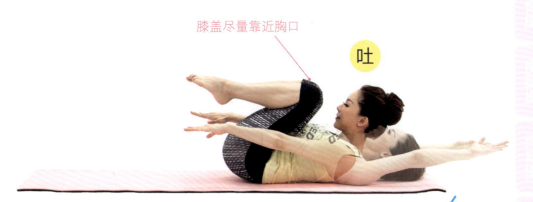

4 吸气，双脚抬高45度，同时将双手向上举。吐气后，重复步骤3的动作。

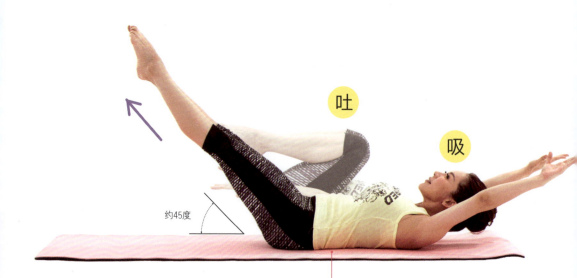

约45度

吐

吸

下背部要贴紧地面

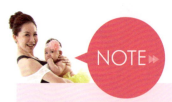

NOTE ▶

卷腹动作一般都是上半身慢慢卷起，下背不离地，腹部用力。这个动作是抬起双脚让腹直肌用力，更能有效击退腹部赘肉！

5 吸气,双脚抬高90度,同时将双手向上举。吐气后,重复步骤3的动作。

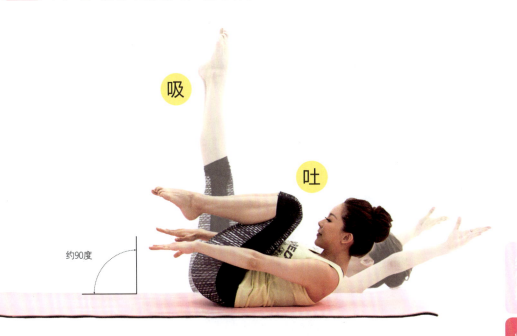

> **NOTE** 进阶版动作

双手拿哑铃,可以增加训练强度。

强化部位:胸大肌、三角肌、肱二头肌

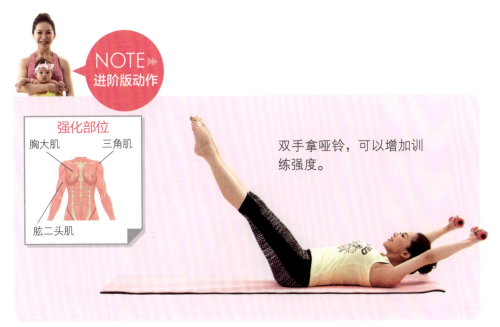

瘦腹操 04
趴式扭转

次数 左右10次五回合，中间休息15秒

强化部位：胸大肌（次）、肱二头肌（次）、腹斜肌（主）

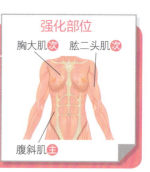

1 趴式，将身体撑起，身体打平，双脚伸直。瑜伽砖放腹部下方，双手交叉相握，手肘放置于肩膀正下方，双脚打开与肩同宽。

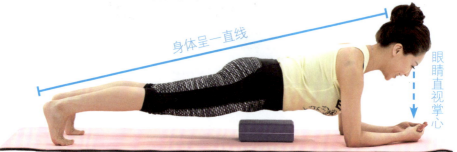

身体呈一直线　　眼睛直视掌心

2 吸气，将身体左侧倾斜靠近地面。

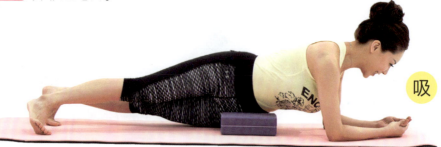

吸

3 吐气，让身体回正，换边再做。

身体呈一直线

吐

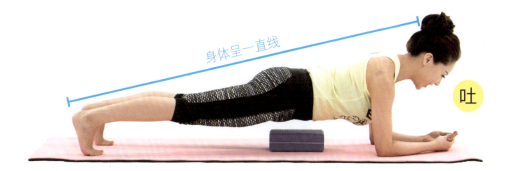

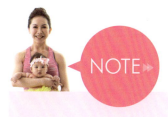
NOTE ▶

注意1
要挺胸收腹，而且臀部不要翘高。

注意2
练习时，腹部不能碰到瑜伽砖。

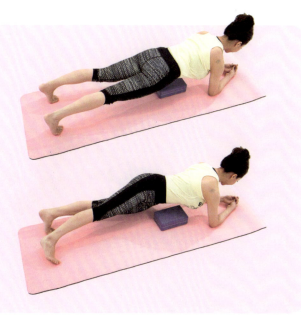

瘦腹操

瘦腹操 05
伏地伸腿

次数 左右10次五回合，中间休息15秒

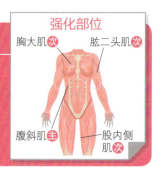

强化部位

1 伏地挺身式，手掌放在肩膀正下方，双脚打开与肩同宽。

吸

2 先吸气，吐气时将右腿弯曲。

吐

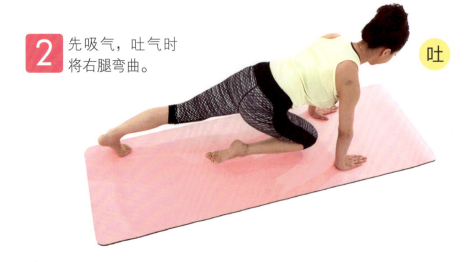

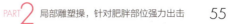

3 先深吸一口气，吐气后将右脚移至左边，延伸并伸直。

吐

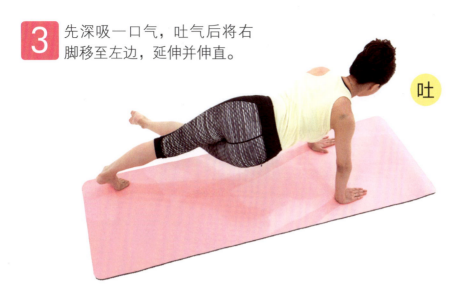

4 吸气，让身体回原位，换边再做。

吸

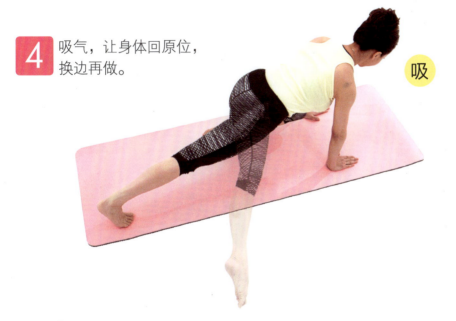

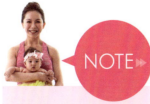

NOTE ▶

如果觉得这个动作很吃力，可以将双手放在较高的地方，例如沙发上。

瘦腹操 06
坐椅起立

次数 20次五回合，中间休息15秒
进阶 可用背巾背宝宝，或是拿哑铃、瑜伽砖

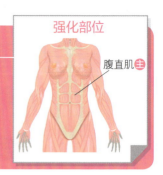
强化部位
腹直肌 主

1 站姿，双脚打开与肩同宽，将椅子放在后面。

2 先深吸气并将臀部轻触椅子，马上站起来，吐气。

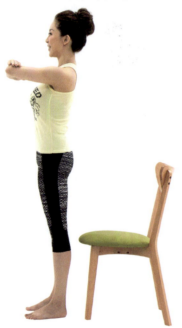

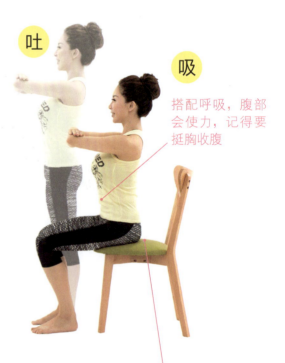

吐 / 吸

搭配呼吸，腹部会使力，记得要挺胸收腹

臀部轻碰椅子，马上弹起

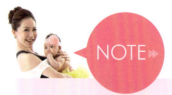
NOTE

可以将椅子靠在墙壁，以免椅子滑开不慎跌倒。

PART 2 局部雕塑操，针对肥胖部位强力出击

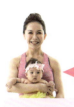

NOTE ▶▶ 进阶版动作

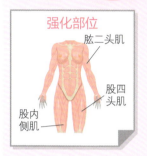

强化部位
- 肱二头肌
- 股四头肌
- 股内侧肌

进阶版动作1
背宝宝时也可以做。

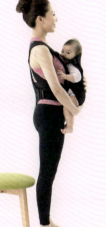

1. 站姿，双脚打开与肩同宽，将椅子放在后面。

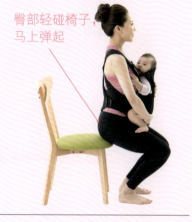

2. 先深吸气，并将臀部轻触椅子，马上站起来。

臀部轻碰椅子，马上弹起

进阶版动作2
使用瑜伽砖和哑铃强化训练！

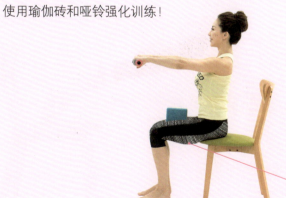

瑜伽砖夹在大腿内侧，可强化股内侧肌

瘦腹操

瘦腹操 07
撑地抬臀

次数 20次五回合，中间休息15秒

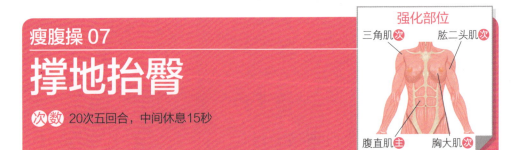

强化部位：三角肌 次、肱二头肌 次、腹直肌 主、胸大肌 次

1 伏地挺身式，将双脚放在椅子上，双手撑地。

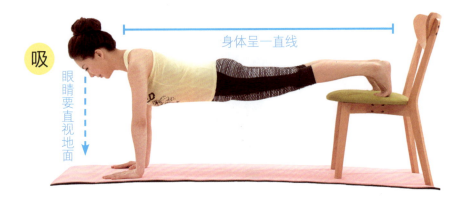

吸　身体呈一直线　眼睛要直视地面

2 先深吸气，吐气时将臀部抬高。

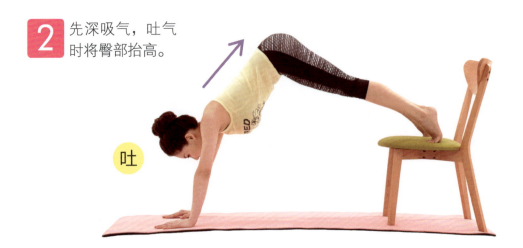

吐

3 吸气，让臀部回原位。

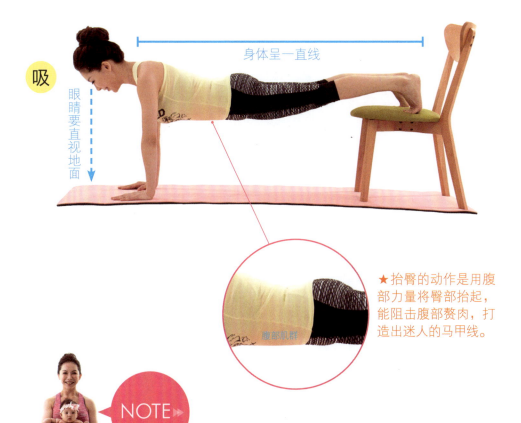

吸

身体呈一直线

眼睛要直视地面

★抬臀的动作是用腹部力量将臀部抬起，能阻击腹部赘肉，打造出迷人的马甲线。

腹部肌群

NOTE ▶

手臂较无力的人，可在地面做动作，也可将手肘碰地。

瘦腹操 08
侧躺抬臀

次数 20次五回合，中间休息15秒

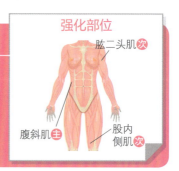

强化部位
肱二头肌 次
腹斜肌 主
股内侧肌 次

1 侧躺，双腿向后弯曲，膝盖朝下方，下方手肘撑地，上方手叉腰。

手肘要撑地

2 将上方的脚膝盖朝上，脚趾指向右侧，脚掌放在下面脚的大腿前面。

膝盖朝上

脚趾朝右

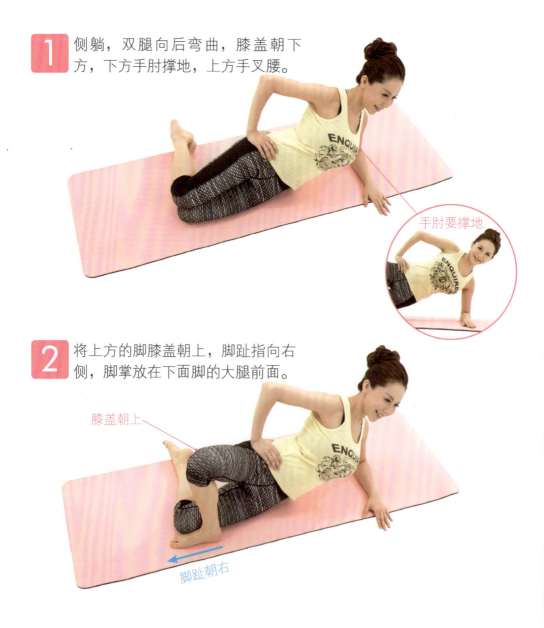

3 臀部离开地面，向上弹动20次，回地面后，换边再做。

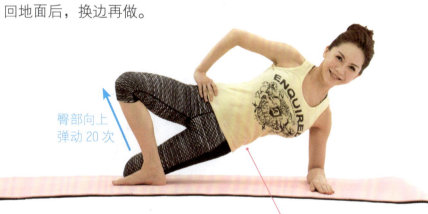

臀部向上弹动 20 次

★臀部弹动时，手肘撑地不离地。

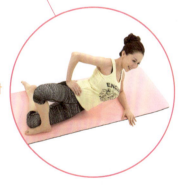

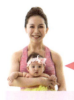

NOTE

每个步骤可搭配小狗式呼吸法（见第37页），这种呼吸法类似快吸快吐的急促喘气，能强化腹肌的力量。

瘦腹操 09
坐姿举手

次数 20次五回合，中间休息15秒
进阶 拿哑铃

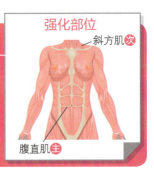

强化部位
斜方肌 次
腹直肌 主

1 坐姿，双腿弯曲，膝盖朝上，大腿夹紧后，先吸气。

吸

做这个动作时，大腿要夹紧，不要放松

2 吐气，上身弓背放松，双手向旁平举。

吐

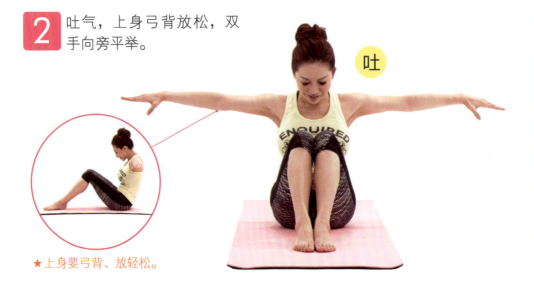

★ 上身要弓背、放轻松。

3 吸气，将上身挺直，双手向上合十。吐气后再回到步骤1。

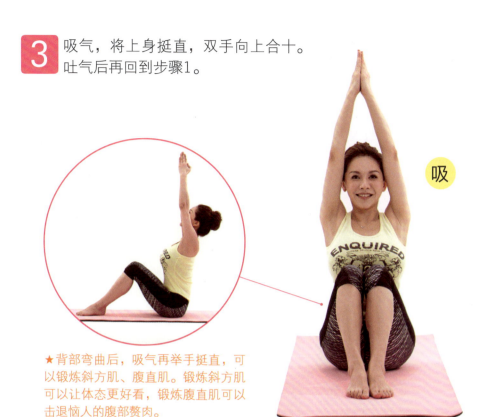

★背部弯曲后，吸气再举手挺直，可以锻炼斜方肌、腹直肌。锻炼斜方肌可以让体态更好看，锻炼腹直肌可以击退恼人的腹部赘肉。

NOTE 进阶版动作

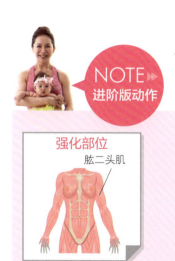

强化部位
肱二头肌

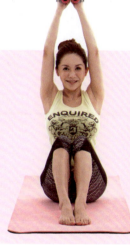

双手拿哑铃，可以增加训练强度。

瘦腹操 10
跪姿平移

次数 20次五回合，中间休息15秒
进阶 可拿哑铃，或是背宝宝做

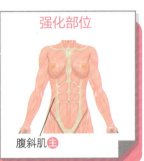

强化部位

腹斜肌 主

1 高跪姿，双脚打开与肩同宽，双手平举。

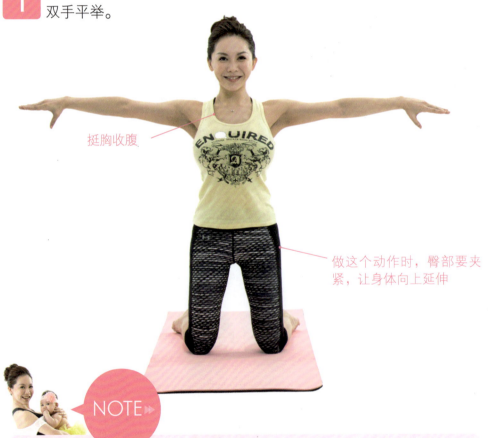

挺胸收腹

做这个动作时，臀部要夹紧，让身体向上延伸

NOTE ▶

这个动作可以锻炼腹斜肌，腹斜肌的主要功用是稳定及旋转躯干，当身体做侧转运动时，就会用到它。这里是经常被忽视的部位，只要做简单的平移运动就可以锻炼到。

PART 2 局部雕塑操，针对肥胖部位强力出击

2 将身体左右平行移动。

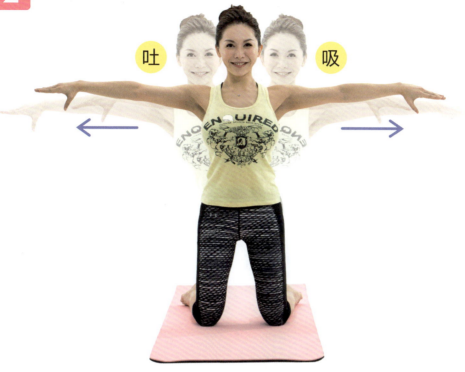

吐　吸

> **NOTE** 进阶版动作

强化部位
三角肌　肱二头肌

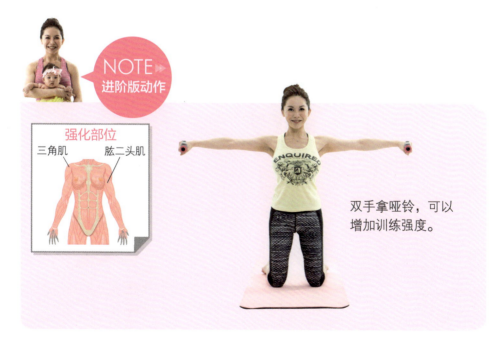

双手拿哑铃，可以增加训练强度。

瘦腹操

翘臀操 01
踮脚行走

次数 2分钟五回合，中间休息15秒
进阶 可用背巾背宝宝

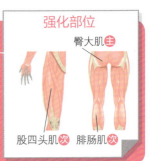

强化部位
- 臀大肌 **主**
- 股四头肌 **次**
- 腓肠肌 **次**

1 站姿，双脚打开呈小外八步，脚跟相碰。

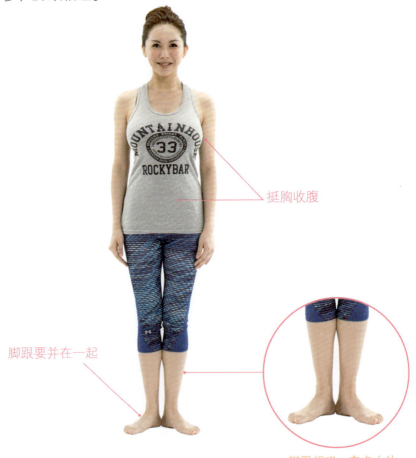

挺胸收腹

脚跟要并在一起

★ 脚跟相碰，有点小外八步的感觉。

PART 局部雕塑操，针对肥胖部位强力出击

2 双脚半蹲，大腿内侧夹紧，踮脚向前走。

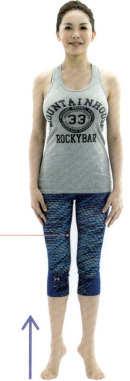

大腿内侧夹紧

NOTE

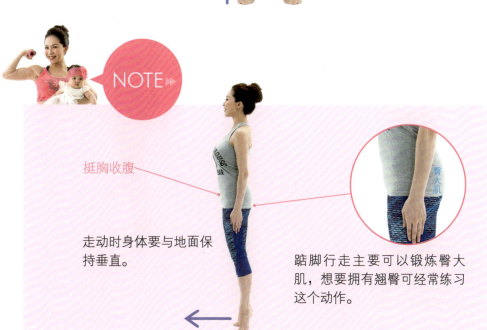

挺胸收腹

走动时身体要与地面保持垂直。

踮脚行走主要可以锻炼臀大肌，想要拥有翘臀可经常练习这个动作。

翘臀操

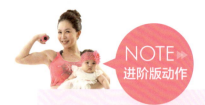

NOTE ▶ 进阶版动作

用背巾背宝宝时,也可以做这个动作,增强训练难度。

1 站姿,双脚打开呈小外八步,脚跟要相碰。

脚掌打开

2 双脚半蹲,大腿内侧夹紧,踮脚向前走。

用背巾背宝宝时,因为重量变重,双脚踮起后要使用更多的力量才能支撑,能增强对臀部和小腿肌肉的锻炼。

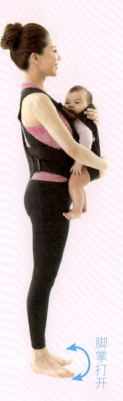

PART 2 局部雕塑操，针对肥胖部位强力出击 69

翘臀操 02
趴躺抬腿

次数 20次五回合，中间休息15秒

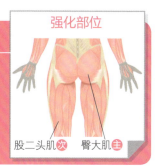

强化部位

股二头肌 次　　臀大肌 主

1 趴躺，双腿伸直，双手放在下巴处。

2 大腿离开地面，向上弹动20次后放回地面。

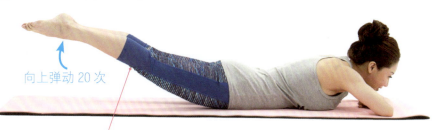

向上弹动 20 次

膝盖要尽量伸直，可更好地锻炼臀大肌

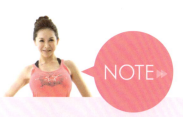

NOTE

- 此动作可搭配小狗式呼吸法（见第37页），这种呼吸法类似快吸快吐的急促喘气，能强化腹肌的力量。
- 腿向上弹动时吸气，向下时吐气。

翘臀操

翘臀操 03
站姿抬脚

次数 左右各20次五回合，中间休息15秒
进阶 可用背巾背宝宝

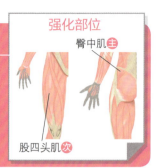

强化部位
臀中肌 主
股四头肌 次

1 站姿，挺胸立正站好后，先深吸一口气。

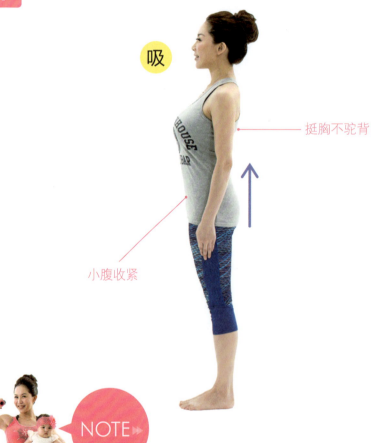

吸

挺胸不驼背

小腹收紧

NOTE
身体要挺直，不要驼背，养成挺胸收腹的习惯，可以让体态更好看。

2 左腿弯曲,小腿往后。

3 大腿向外抬高,再慢慢将大腿收回,回到挺胸立正站姿,换边再做。

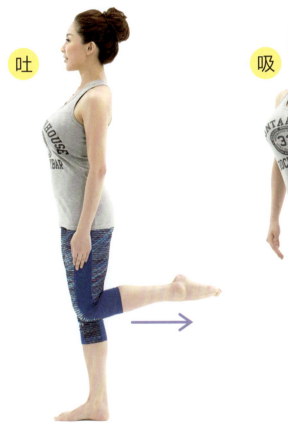

吐

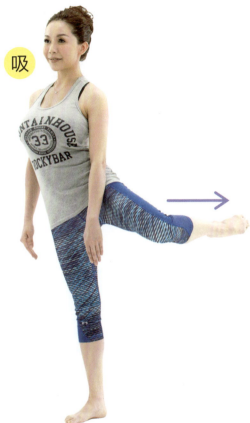

吸

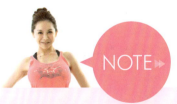

NOTE ▶

大腿向外抬高时,身体柔软度好的人可以尽量抬高一点。

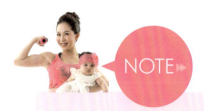

NOTE

练习时，双手也可以交叠与肩平高。

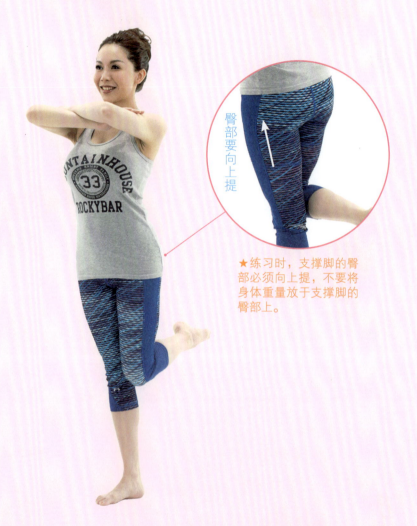

臀部要向上提

★ 练习时，支撑脚的臀部必须向上提，不要将身体重量放于支撑脚的臀部上。

练习时臀部往上提，能强化臀部、腿部的肌肉，想拥有翘臀的人，千万别错过这个动作。

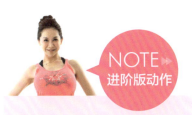

NOTE 进阶版动作

用背巾背宝宝时也可以做这个动作，加强训练难度。

1 站姿，挺胸立正站好。　　**2** 右腿弯曲，小腿往后。

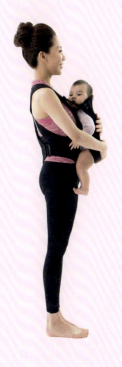
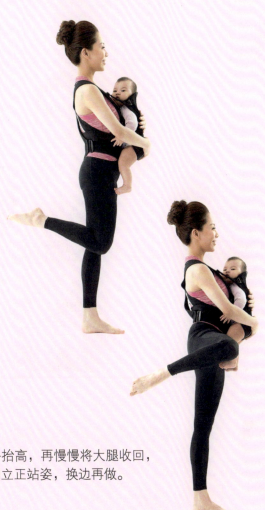

3 大腿向外抬高，再慢慢将大腿收回，回到挺胸立正站姿，换边再做。

翘臀操 04
跪姿抬脚

次数 左右各10次五回合,中间休息15秒

进阶 活动脚的膝盖下方可放瑜伽砖

强化部位

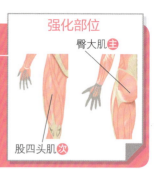

臀大肌 主
股四头肌 次

1 低跪姿,左手放于左大腿外侧地面,右手放左大腿上。

挺胸收腹不驼背

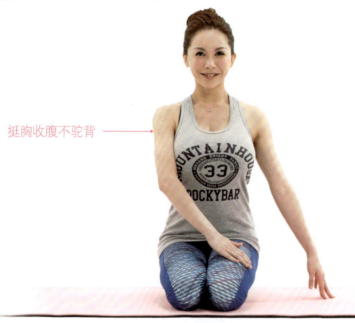

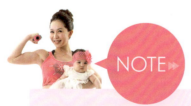

NOTE ▶

跪姿抬脚的动作,能有效锻炼臀大肌,锻炼这里的肌肉可以让臀部线条更好看、屁股更翘,这里也是臀部的"微笑曲线"。

2 吸气，右脚离开地面，膝盖从前方向外画圈到后方。吐气，右脚回原位（10次后换边）。

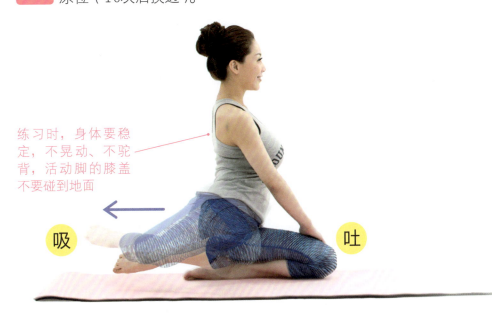

练习时，身体要稳定，不晃动、不驼背，活动脚的膝盖不要碰到地面

吸　　吐

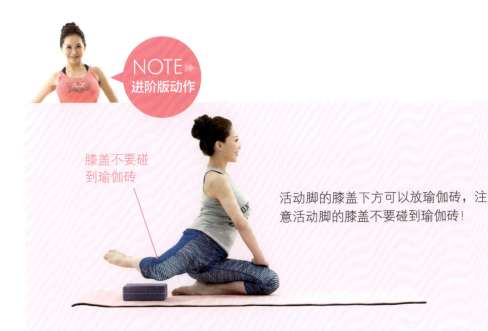

NOTE ▶ 进阶版动作

膝盖不要碰到瑜伽砖

活动脚的膝盖下方可以放瑜伽砖，注意活动脚的膝盖不要碰到瑜伽砖！

翘臀操 05
侧躺伸展

次数 20次五回合，中间休息15秒

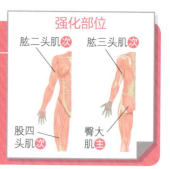

强化部位
肱二头肌 次
肱三头肌 次
股四头肌 次
臀大肌 主

1 侧躺，双腿弯曲。左手将上半身撑起，手肘放于肩膀正下方，右手放于身体前方的地面。

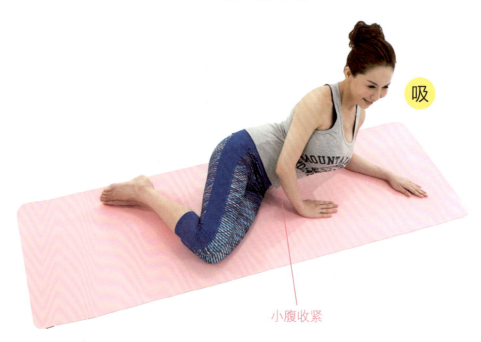

吸

小腹收紧

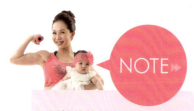

NOTE ▶

侧躺的伸展动作可以煅炼臀大肌，让臀部线条更好看、屁股更翘。

PART 2 局部雕塑操，针对肥胖部位强力出击

2 吐气，右腿膝盖靠胸。

吐

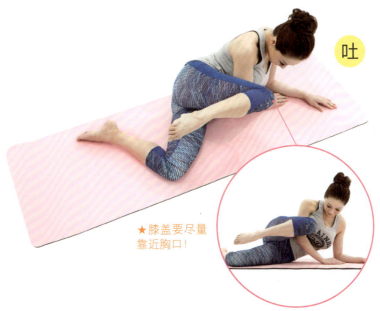

★膝盖要尽量靠近胸口！

3 吸气，右腿向后打开并延伸，吐气后放回原位，换另一侧练习。

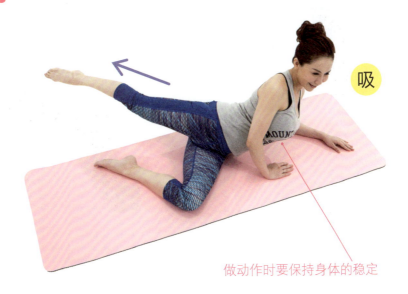

吸

做动作时要保持身体的稳定

翘臀操

瘦腿操 01
弓步后蹲

次数 10次五回合，中间休息15秒
进阶 可用背巾背宝宝，或是拿哑铃

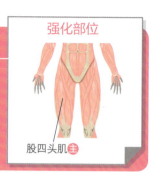

强化部位

股四头肌 主

1 双脚并拢站直，夹臀收腹，双手叉腰，先深吸气。

2 吐气时，双腿弯曲，同时将右脚向后退步，脚掌半脚踮。

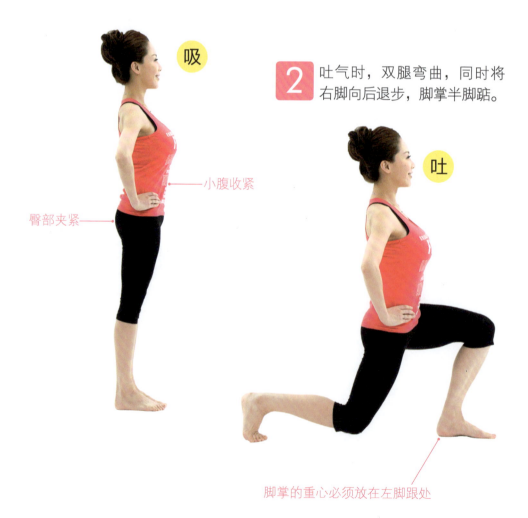

吸

小腹收紧

臀部夹紧

吐

脚掌的重心必须放在左脚跟处

3 吸气时，再将右脚收回，回原动作后，换边再做。

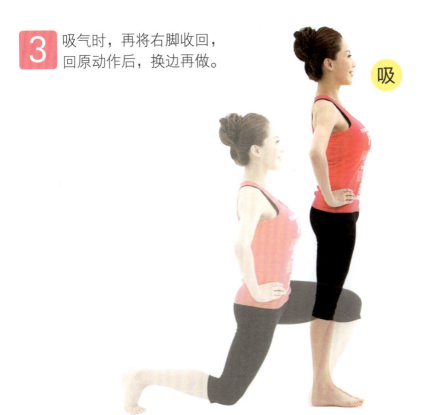

吸

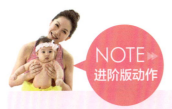

NOTE ▶ 进阶版动作

强化部位
肱二头肌

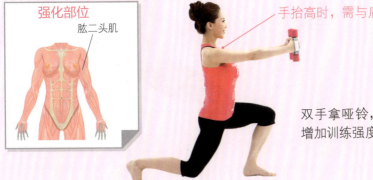

手抬高时，需与肩膀平高

双手拿哑铃，可以增加训练强度。

瘦腿操 02
弓步平移

次数 10次五回合，中间休息15秒
进阶 可用背巾背宝宝，或是拿哑铃

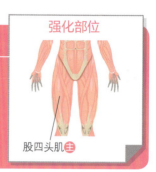

强化部位

股四头肌 主

1 双脚打开比肩宽，夹臀收腹，双手交叠放胸前。

2 吸气，将身体重心移至右脚，右腿呈弓箭步。吐气，将身体重心回正。

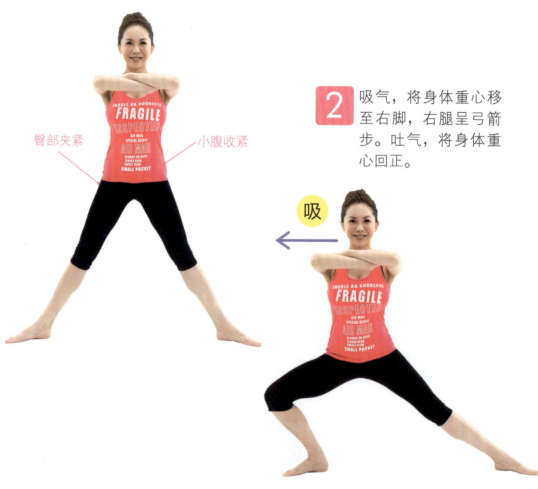

臀部夹紧　　小腹收紧

吸

PART 2 局部雕塑操，针对肥胖部位强力出击

3 再吸气，将身体重心移至左脚，左腿呈弓箭步。吐气，将身体重心回正。

★ 上半身要与地面垂直，高度不变。练习时不要翘臀，身体不要前倾，膝盖要尽量朝外。

NG! OK! 吸

NOTE ▶ 进阶版动作

强化部位
肱二头肌

双手拿哑铃，可以增加训练强度，拿哑铃的双手可平举或向上伸直。

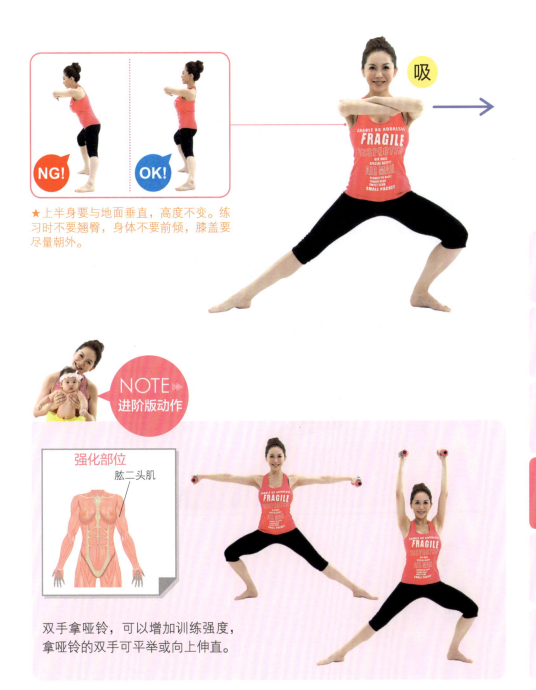

瘦腿操 03
侧躺抬腿①

次数 20次五回合，中间休息15秒

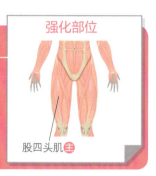

强化部位

股四头肌 主

1 侧躺，下面的腿弯曲以保持身体平衡，上面的腿伸直，膝盖朝上。

吸

膝盖要朝上

2 先吸气，吐气时先将上面的腿弯曲靠近肩膀。

吐

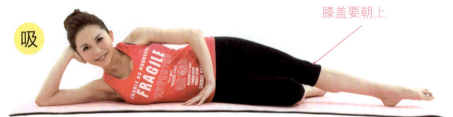

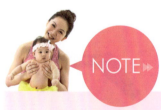

NOTE ▶▶

腿可以尽量靠近肩膀，若柔软度不够，尽量弯曲腿，往肩膀靠近即可。

3 腿靠肩膀后,将脚向上抬高伸直。吸气,再将腿弯曲,回到预备动作后吐气。

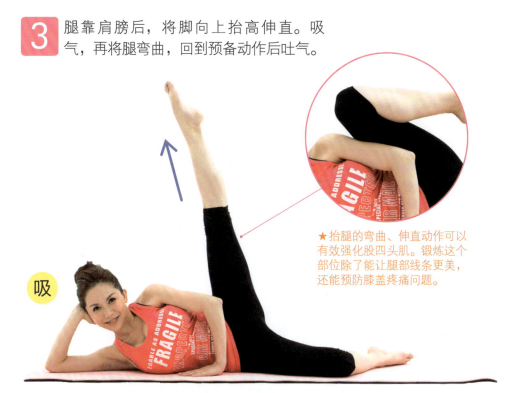

★抬腿的弯曲、伸直动作可以有效强化股四头肌。锻炼这个部位除了能让腿部线条更美,还能预防膝盖疼痛问题。

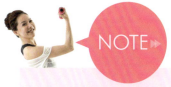

若无法保持身体平衡,可让身体靠着墙壁或在身后垫东西以支撑。

瘦腿操 04
躺喂抬腿

次数 20次五回合，中间休息15秒

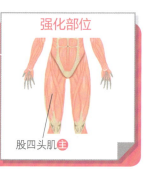

强化部位

股四头肌 主

1 这个动作和侧躺抬腿①（第82页）的动作是一样的，可以利用躺喂的时候来做。首先以躺喂姿势侧身躺好，一腿弯曲、一腿伸直。

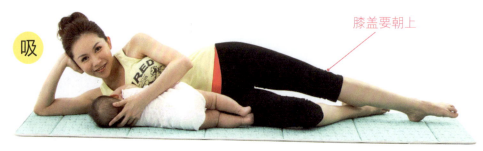

吸

膝盖要朝上

2 先吸气，吐气时将腿弯曲至靠近肩膀处。

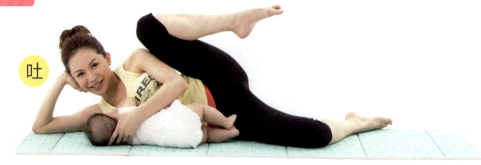

吐

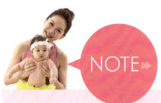

NOTE ▶

腿尽量靠近肩膀，若柔软度不够，尽量弯曲腿，往肩膀靠近即可。

PART 2 局部雕塑操，针对肥胖部位强力出击

3 再将腿往上抬高伸直，吸气时将腿弯曲，吐气时回到预备动作，换边再做。

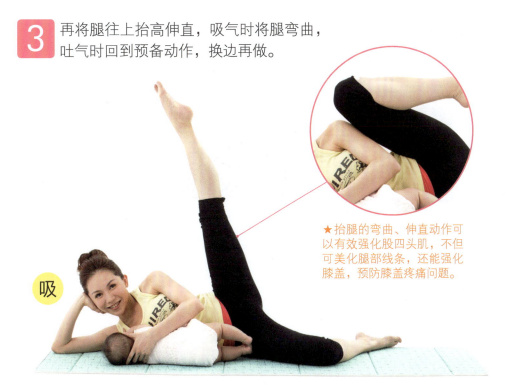

吸

★抬腿的弯曲、伸直动作可以有效强化股四头肌，不但可美化腿部线条，还能强化膝盖，预防膝盖疼痛问题。

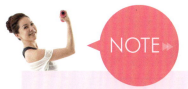

NOTE ▶▶

若无法保持身体平衡，可让身体靠着墙壁或在身后垫东西以支撑。

瘦腿操 05
侧躺抬腿②

次数 20次五回合，中间休息15秒

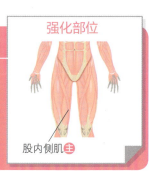

强化部位

股内侧肌 主

1 侧躺，双腿弯曲，膝盖朝下方，下方的手肘撑地。

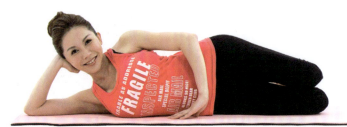

2 将上面的腿弯曲，膝盖朝上，脚掌放在另一只腿的大腿前面。下面的腿伸直，脚趾朝下。

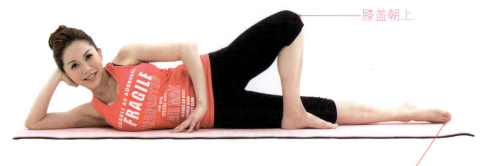

膝盖朝上

脚趾朝下

3 先深吸气，吐气时将下面的腿离开地面，接着向上弹动20次后放回地面，换边再做。

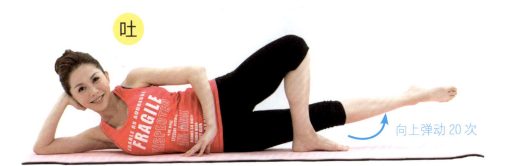

吐

向上弹动20次

瘦腿操

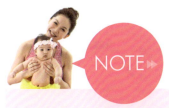

NOTE

- 练习时，身体要保持平衡，若前后晃动，可以靠墙壁，或背贴能支撑的东西。
- 这个动作每个步骤可搭配小狗式呼吸法（见第37页），这种呼吸法类似快吸快吐的急促喘气，能强化腹肌的力量。

瘦腿操 06
平躺抬腿

次数 左右各10次五回合，中间休息15秒
进阶 手放两旁，可增加难度

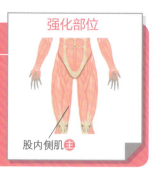
强化部位
股内侧肌

1 身体平躺，双腿弯曲，双脚并拢踩地，双手放在臀部下方。

吸

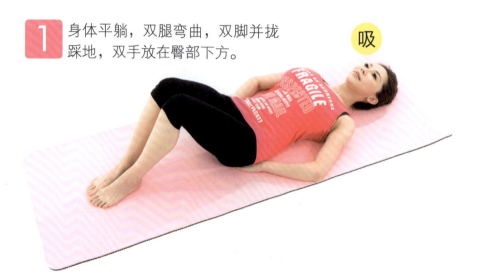

2 平躺时先吸气，吐气时将左腿抬高。

吐

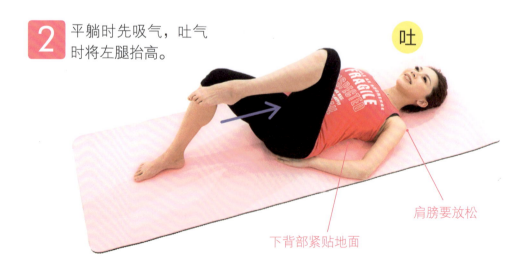

肩膀要放松
下背部紧贴地面

3 左腿向外延伸并伸直,吸气,回到初始位置,换边再做。

练习时,支撑腿的膝盖要朝上方

吸

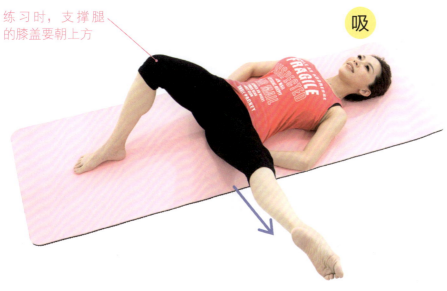

NOTE 进阶版动作

双手平放身体两旁,能增加训练难度。

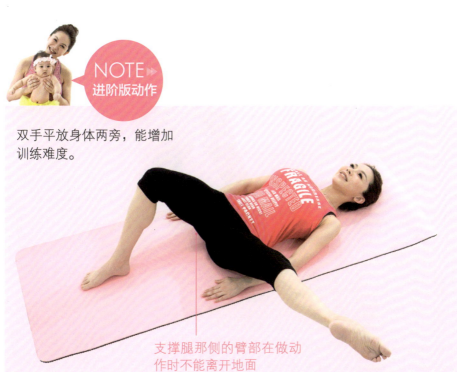

支撑腿那侧的臀部在做动作时不能离开地面

瘦腿操

瘦腿操 07
勾脚前弯

次数 左右各10次五回合，中间休息15秒

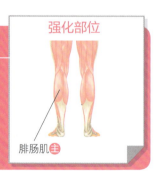

强化部位

腓肠肌（主）

1 站姿，右脚前、左脚后，双脚前后站，双手叉腰。

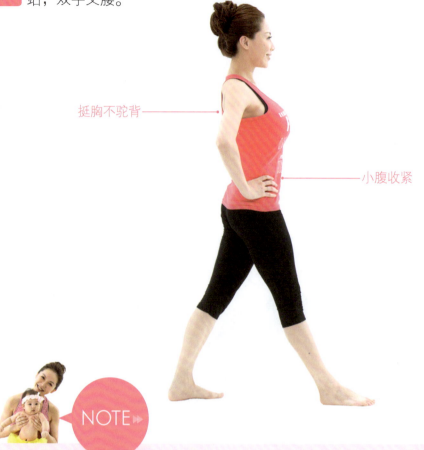

挺胸不驼背

小腹收紧

NOTE ▶

勾脚前弯的动作可以有效锻炼腓肠肌，锻炼这里的肌肉可以让小腿线条更好看。

2 左腿弯曲,右脚脚掌勾起。

3 身体向前弯,停20秒后回原位。

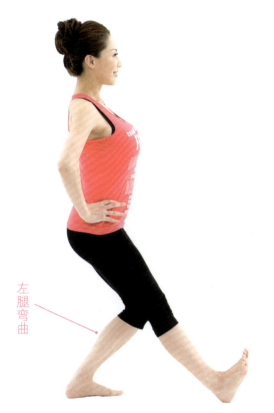

左腿弯曲

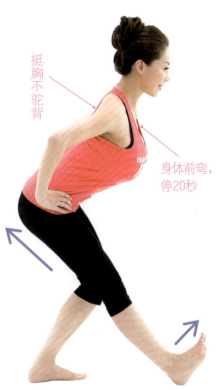

挺胸不驼背

身体前弯,停20秒

瘦腿操

NOTE ▶

身体若无法平衡,双手可扶着支撑物练习。

瘦腿操 08
靠背半蹲

次数 20次五回合，中间休息15秒

进阶 可用背巾背宝宝，或是拿哑铃

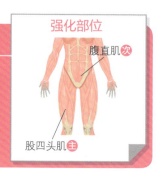

强化部位
腹直肌（次）
股四头肌（主）

1 将背部贴住墙壁。

2 双腿半蹲，大腿与小腿约呈90度。

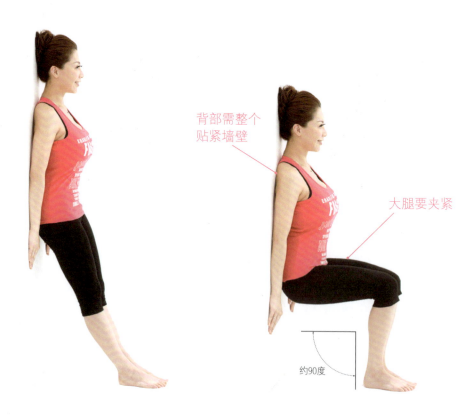

背部需整个贴紧墙壁

大腿要夹紧

约90度

3 双脚半脚踮,再将双脚掌放回地面。

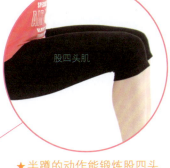

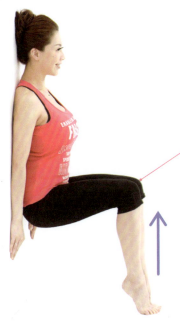

★ 半蹲的动作能锻炼股四头肌,锻炼这个部位除了能让腿部线条更好看,还能强化膝盖,预防膝盖疼痛问题。

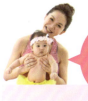

NOTE ▶▶
进阶版动作

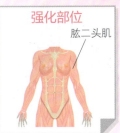

强化部位
肱二头肌

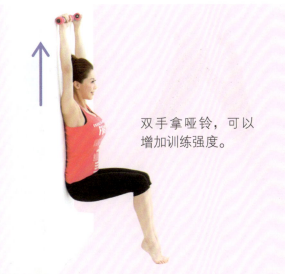

双手拿哑铃,可以增加训练强度。

瘦腿操

瘦腿操 09
站姿伸展

次数 10次五回合，中间休息15秒
进阶 手摸地板

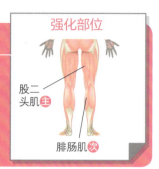

强化部位
股二头肌 主
腓肠肌 次

1 站姿，双脚并拢，双手平放身体两侧，将左脚向前迈一大步。

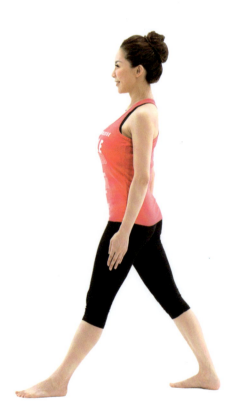

2 上半身向前弯曲，双手放于左侧小腿上，停20秒。

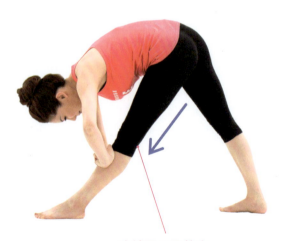

膝盖要尽量伸直

3 身体回正，将双手平放身体两旁。身体稳定后，回到站姿，换边再做。

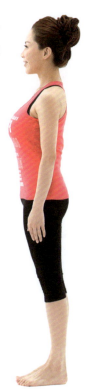

NOTE ▶ 进阶版动作

身体柔软度较高的人，上半身向前弯曲时可将双手摸到地板。

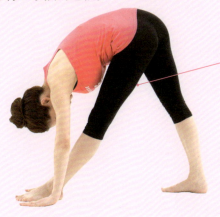

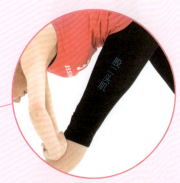

简单的站姿伸展动作可以锻炼股二头肌，锻炼这里可以修饰大腿线条，还能稳定膝盖、减少拉伤。

瘦腿操 10
站姿抬腿

次数 左右各10次五回合，中间休息15秒

进阶 可用背巾背宝宝，或是拿哑铃

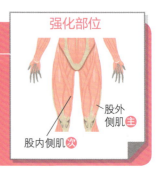

强化部位

股外侧肌 主
股内侧肌 次

1 双脚打开比肩稍宽。

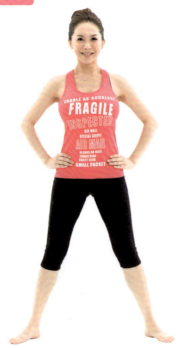

2 先深吸气再吐气，双腿半蹲马步。

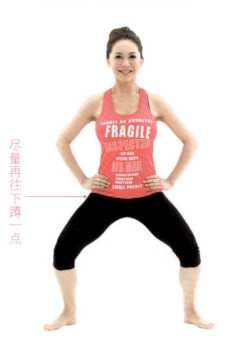

尽量再往下蹲一点

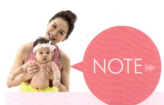

NOTE

若重心不稳，可扶着墙壁或椅子，但不要将所有重量全放置于支撑物上；若想增加强度，除了手举哑铃，还可在抬脚时将腿伸直。

3 吸气，将重心移至右脚并伸直右腿，左腿膝盖朝前，向旁抬高。吐气，再将双腿蹲回马步。

身体尽量向上延伸，要拉高重心、收腹夹臀

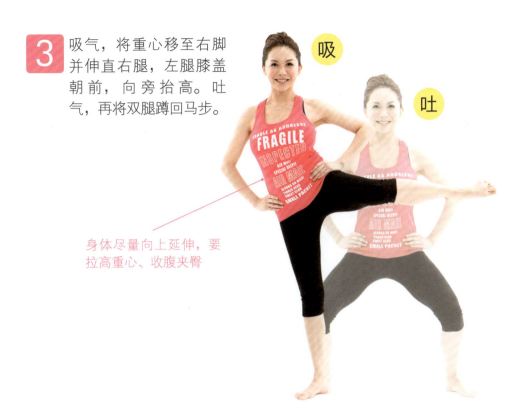

NOTE ▶ 进阶版动作

强化部位
肱二头肌

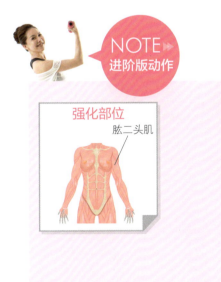

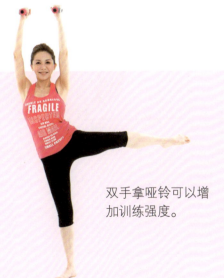

双手拿哑铃可以增加训练强度。

瘦腿操

瘦腿操 11
坐姿拉伸

次数 10次五回合,中间休息15秒

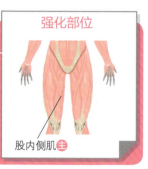

强化部位

股内侧肌

1 坐姿,将宝宝放于前面,双腿伸直并向外打开,双手手掌放于前方。

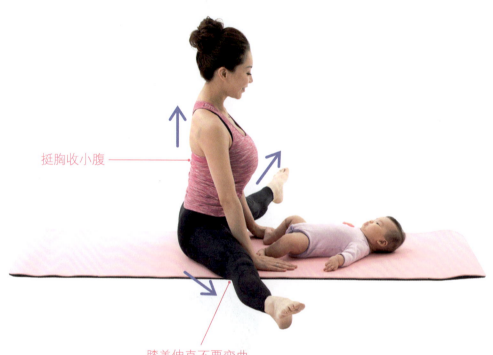

挺胸收小腹

膝盖伸直不要弯曲

PART 2 局部雕塑操，针对肥胖部位强力出击

2 双手手掌向前爬行，身体慢慢往前趴。

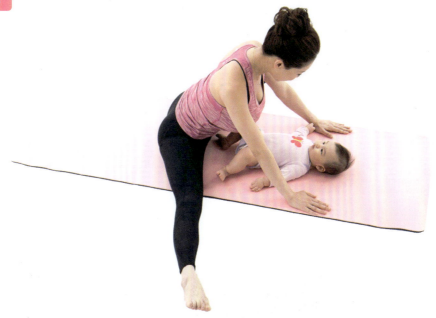

3 停在极限处，亲宝宝一下后，再将双手手掌向后退，身体慢慢回到原位。

练习时，双腿及背部都要伸直

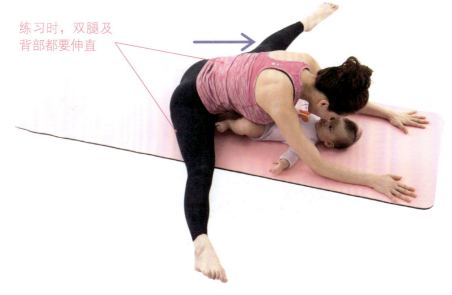

瘦腿操

纤背操 01
趴姿拉伸

次数 10次五回合，中间休息15秒
进阶 拿哑铃

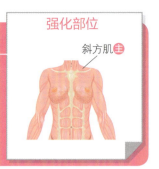

强化部位
斜方肌 主

1 趴姿，双手放置头部后方。

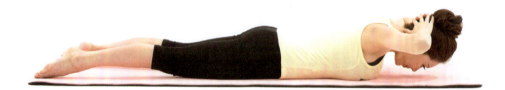

2 先吸气，吐气时将上半身离开地面。

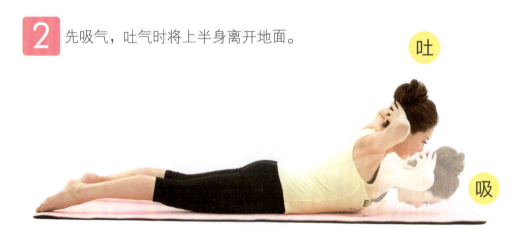

吐

吸

吸气,将身体放回地面。

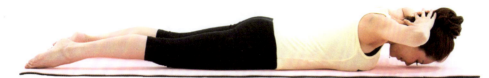

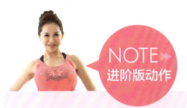

NOTE 进阶版动作

强化部位
三角肌　肱二头肌

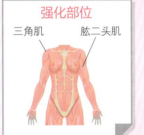

进阶版动作1
身体离开地面时,向上弹动20次,可以增加训练强度。

向上弹动 20 次

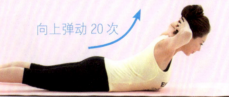

进阶版动作2
双手拿哑铃,可以增加训练强度。
呼吸时可用小狗式呼吸法(见第37页)。

手臂向上弹动

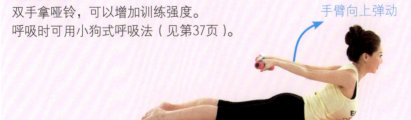

纤背操 02
举手拉伸

次数 20次五回合，中间休息15秒
进阶 拿弹力带

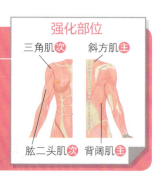

强化部位
三角肌 次　　斜方肌 主
肱二头肌 次　　背阔肌 主

注：这里主要介绍进阶版动作。

1 坐姿站姿均可，手拿弹力带，并将双手向上伸直。

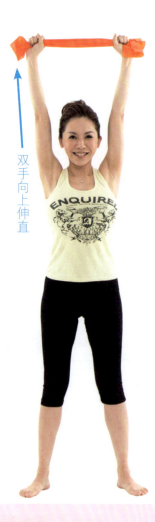

双手向上伸直

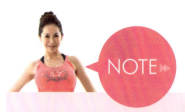

NOTE ▶

双手弯曲伸直的动作主要是锻炼背阔肌，锻炼这里可以让身体线条更有型，也能衬托出腰部的纤细感。

PART 2 局部雕塑操，针对肥胖部位强力出击 103

2 吸气时，双手弯曲，将肩胛骨夹紧，将弹力带放置头后（或是肩膀后）。

吸

肩胛骨要向内夹紧

吐

练习时要挺胸，不要驼背

3 吐气时，双手放回原位。

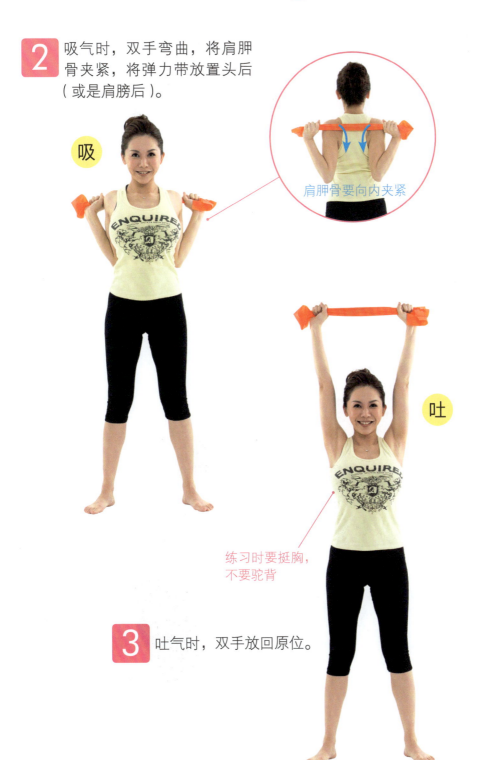

纤背操 03
站姿弯腰

次数 20次五回合，中间休息15秒
进阶 拿弹力带

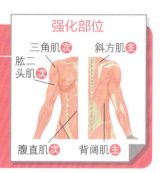

强化部位
三角肌 次
斜方肌 主
肱二头肌 次
腹直肌 次
背阔肌 主

注：这里主要介绍进阶版动作。

1 站姿，两脚前后站，双手拿弹力带，并向旁平举伸直，将弹力带放在背后。

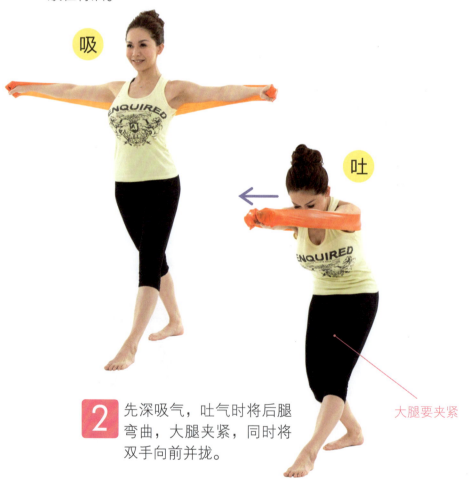

吸

吐

2 先深吸气，吐气时将后腿弯曲，大腿夹紧，同时将双手向前并拢。

大腿要夹紧

PART 2 局部雕塑操，针对肥胖部位强力出击 105

吸

3 吸气后，回到原位。

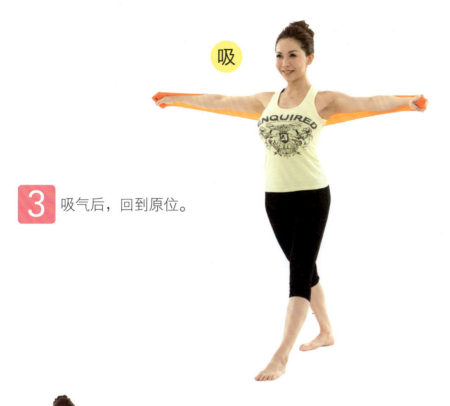

NOTE ▶

练习时手不要低于肩膀！

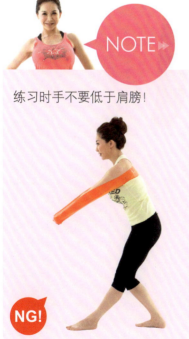

NG!

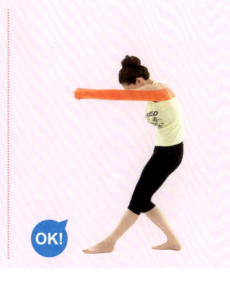

OK!

纤背操

纤背操 04
站姿缩腹

次数 20次五回合，中间休息15秒

强化部位

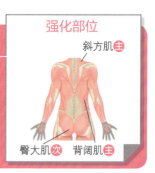

斜方肌 主
臀大肌 次　背阔肌 主

1 站姿，两脚打开稍比肩宽，双手弯曲平举，手掌朝内放于胸前。

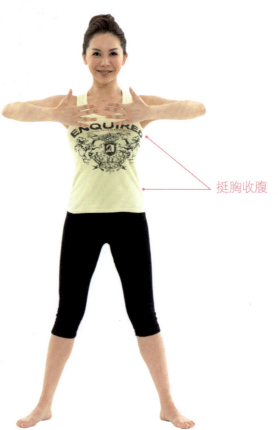

挺胸收腹

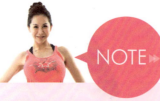

NOTE▶

锻炼背部的肌肉有助于体形的改善，让身体线条更有型，还能衬托出腰部的纤细感。

PART 2 局部雕塑操，针对肥胖部位强力出击　107

2 吸气，将双手手肘向后，臀部向后翘，下巴抬高，眼睛看向天花板。

3 吐气，将肚子里的气全部吐出。双手向前上下交叉，臀部内缩、膝盖微弯，眼睛看向肚脐。

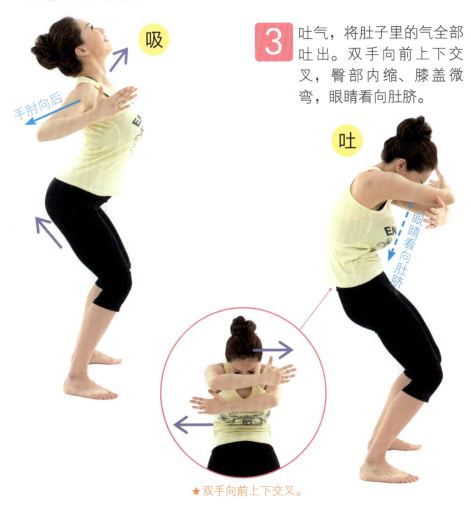

★双手向前上下交叉。

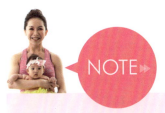

NOTE

练习时身体要尽量保持柔软。

纤背操 05
站姿挺胸

次数 20次五回合,中间休息15秒

强化部位

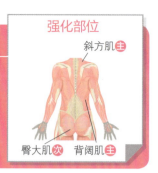

斜方肌 主
臀大肌 次　背阔肌 主

1 坐姿站姿均可,双手弯曲上举,双手手掌交叉。

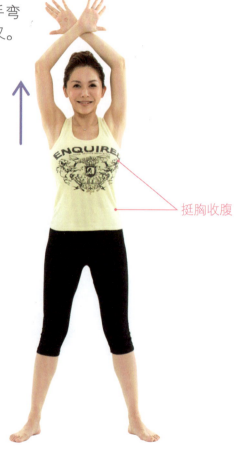

挺胸收腹

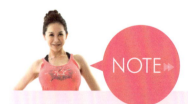

NOTE

简单的双手上举、手肘向下打开的动作,可以锻炼背阔肌、斜方肌,有效矫正驼背,让身姿更挺拔。

2 吸气，将手肘向下打开，靠近身体两旁，下巴抬高，眼睛看向天花板。

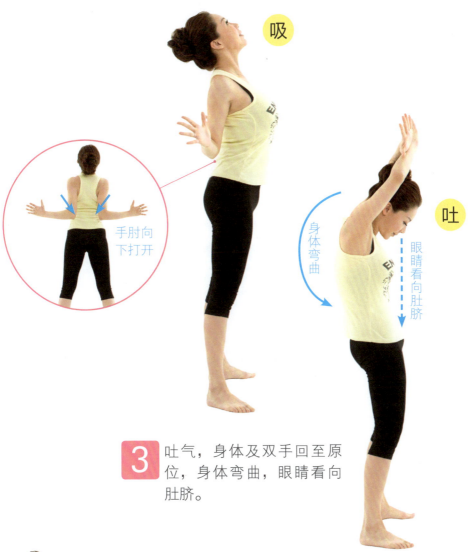

3 吐气，身体及双手回至原位，身体弯曲，眼睛看向肚脐。

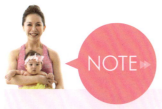

NOTE ▶

练习时身体要尽量保持柔软。

美胸操 01
站姿扩胸

次数 20次五回合，中间休息15秒

强化部位：斜方肌（次）、肱三头肌（次）、胸大肌（主）

1 坐姿站姿皆可。吸气，双手交叉紧握手腕。

吸

挺胸收腹

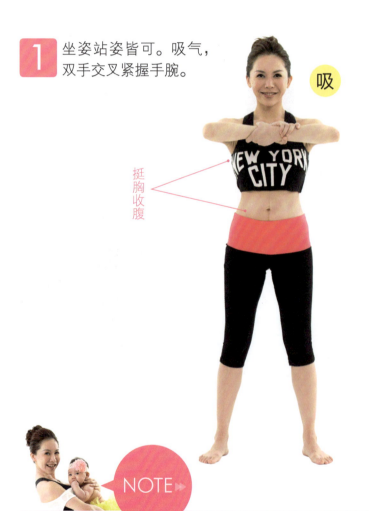

NOTE

美胸操主要是锻炼胸大肌，女性的胸部是由肌肉、脂肪、乳腺构成，锻炼胸肌可以让胸部更饱满、胸型更好看。

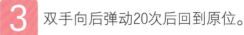

2 吐气，将双手举至头部上方。

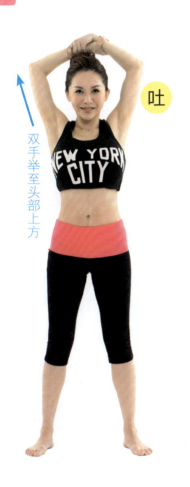

双手举至头部上方

吐

3 双手向后弹动20次后回到原位。

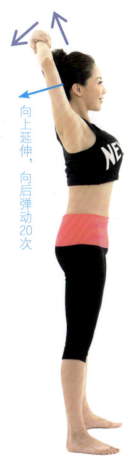

向上延伸，向后弹动20次

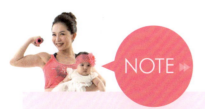

NOTE

步骤3可搭配小狗式呼吸法（见第37页），这种呼吸法类似快吸快吐的急促喘气，能强化腹肌的力量。

美胸操

美胸操 02
伏墙挺身

次数 30次五回合，中间休息15秒

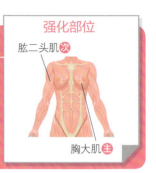

强化部位
肱二头肌 次
胸大肌 主

1 站姿，面对墙壁，双脚打开稍比肩宽。

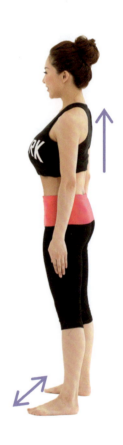

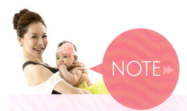

NOTE ▶

伏墙做挺身动作，可以锻炼胸大肌，让胸部更饱满、胸型更好看。

2 先深吸一口气，吐气时将双手弯曲放在墙壁，重心放至手掌。

3 双手在胸前击掌后，将双手置于墙壁。

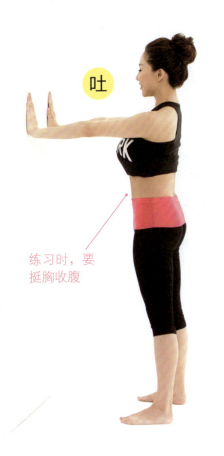

吐

练习时，要挺胸收腹

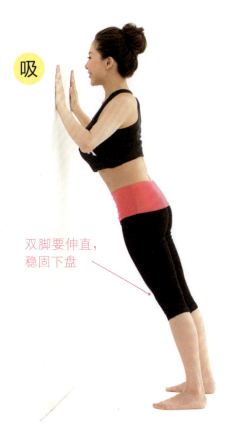

吸

双脚要伸直，稳固下盘

美胸操

美胸操 03
手肘压伸

次数 30次五回合，中间休息15秒
进阶 拿哑铃

注：这里主要介绍进阶版动作。

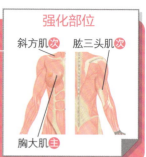

强化部位
斜方肌 次
肱三头肌 次
胸大肌 主

1 坐姿站姿皆可，双手弯曲平举，手拿哑铃，掌心朝下。

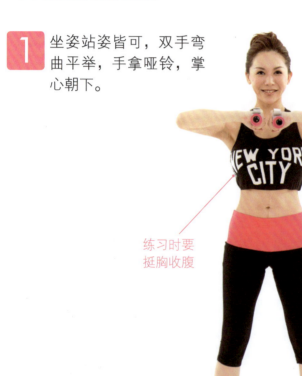

练习时要挺胸收腹

NOTE

练习时可搭配小狗式呼吸法（见第37页）。

2 手肘向上弹动30次。

吸

向上弹动30次

手肘向上弹动时吸气，平举时吐气

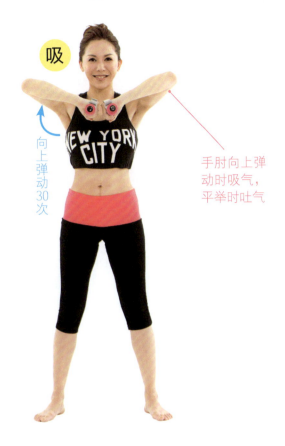

NOTE ▶▶

手肘是向上"弹动"，不是抬高，高度不可低于肩膀。

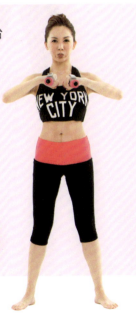

NG!

美胸操 04
手肘平移

次数 左右20次五回合，中间休息15秒

进阶 拿哑铃

注：这里主要介绍进阶版动作。

强化部位

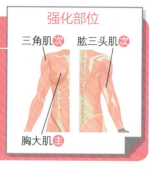

三角肌 次　肱三头肌 次　胸大肌 主

1 坐姿站姿皆可，双手弯曲，手臂一上一下交错平举放至胸前，手拿哑铃，虎口朝内。

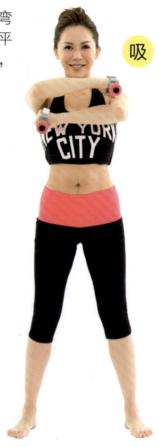

吸

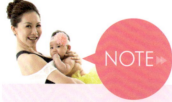

NOTE ▶

练习时可搭配小狗式呼吸法（见第37页）。

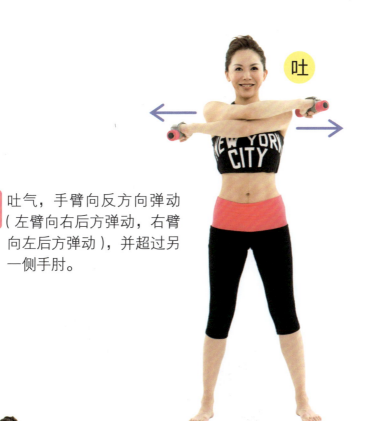

吐

2 吐气，手臂向反方向弹动（左臂向右后方弹动，右臂向左后方弹动），并超过另一侧手肘。

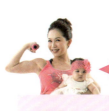

NOTE

练习时不要耸肩，要挺胸收腹。

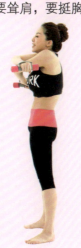

NG!

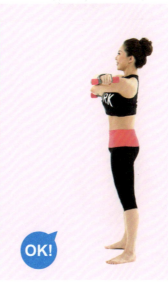

OK!

美胸操

美胸操 05
撑地抬臀

次数 10次五回合，中间休息15秒
进阶 与宝宝一起

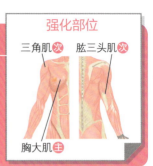

强化部位
三角肌 次
肱三头肌 次
胸大肌 主

1 猫式，眼睛与宝宝平视。

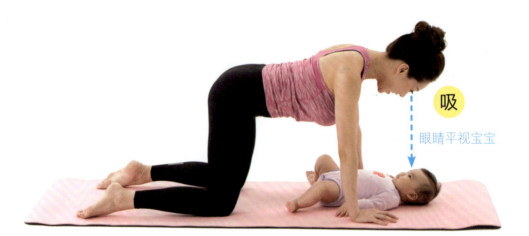

吸

眼睛平视宝宝

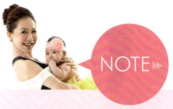

NOTE ▶

撑地抬臀的动作能锻炼胸、肩、上臂的肌群，除了让胸型更好看，还能紧实松垮垮的蝴蝶袖。

2 吐气，亲吻宝宝额头。

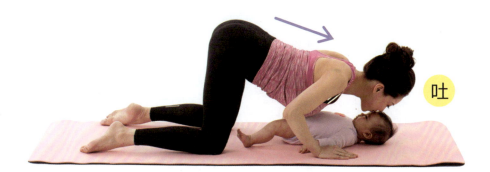

吐

3 吸气，身体回原位。

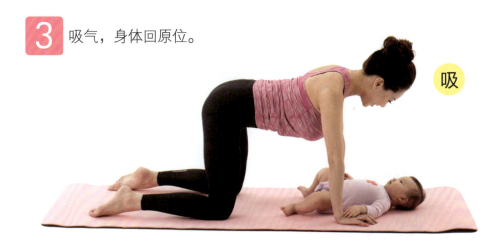

吸

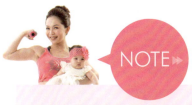 NOTE ▶▶

练习时腹部要用力。因为卫生关系，亲吻宝宝额头即可。

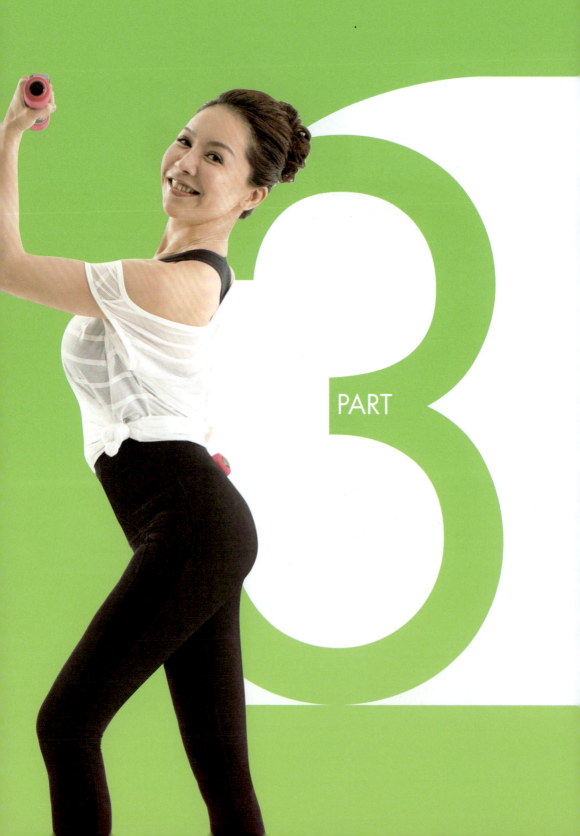

PART 3

进阶组合操,
强效燃脂练出完美曲线

腰、腹、臀、腿强效燃脂！全身进阶组合操，结合了热身操、进阶操、伸展操，可自行搭配组合。跟我一起瘦出完美曲线吧！

强效燃脂！四大进阶组合操

进阶组合操使用说明

产后半年，或是身体恢复情况良好、有较多时间运动的人，就可以尝试有效燃脂的进阶组合操。组合操我设计了四种，共分为热身、进阶1、进阶2、伸展，运动前可以先做热身操，结束后再做伸展操。

◎进阶组合操说明

瘦身操	说明
动态热身操	做进阶操前做，主要作用是让身体发热、心率提高，这时再做进阶操不易受伤
进阶操1	结合普拉提、瑜伽、拉筋、训练肌力等动作，可以先看书本的动作内容，了解之后再练习，熟练之后可以自行搭配进阶操1、进阶操2进行训练
进阶操2	难度稍微提升，搭配了哑铃、弹力带等工具，可以锻炼全身肌肉。建议先看本书的动作内容，了解之后再练习，熟练之后可以自行搭配训练组合
静态伸展操	运动结束后做，主要作用是收操、调节呼吸、放松肌肉

进阶组合操搭配方式

这四大瘦身操的组合，可以自行搭配使用，例如：一开始可以热身操+进阶操1+伸展操的方式来练习。习惯之后，就可以热身操+进阶操1+进阶操2+伸展操的方式进行，或者重复做进阶操的部分来增加强度。这个道理就像跑步一样，初期先从100米开始跑，然后慢慢增加运动时间及强度，更能有效燃脂瘦身。

◎进阶组合操搭配

强度	组合
轻	热身操+进阶操1+伸展操
中	热身操+进阶操1+进阶操2+伸展操
高	热身操+进阶操1+进阶操2+进阶操1+进阶操2+伸展操

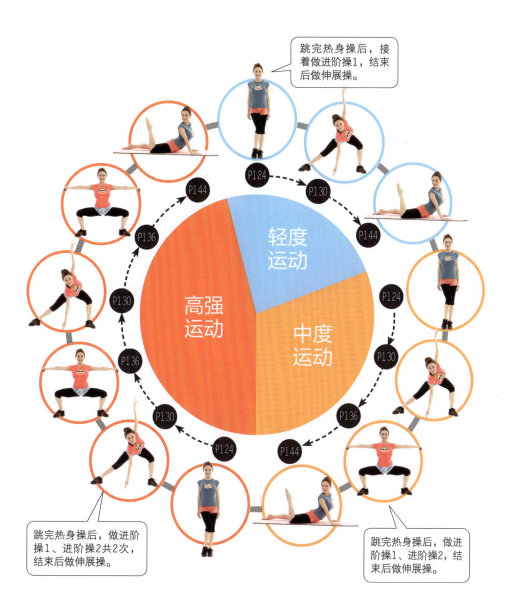

NOTE

建议先看下面每个组合操的动作分解图,再配合音乐一起运动,每天动一动就能打造出完美曲线!

WARMING UP
热身操

功效 热身操是在做进阶操1、进阶操2前做,主要作用是让身体发热、心率加快,之后做进阶操时不易受伤。

1 踏步走,肩膀先向前转8圈,再向后转8圈。注意保持均匀呼吸。

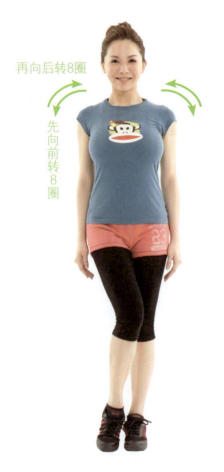

再向后转8圈

先向前转8圈

NOTE
做运动前先做热身操非常重要,若没有热身就运动,很容易造成运动伤害。

2 踏并步，双手手臂向前转，左右手共做4下。接着手臂向上转，左右手共做4下。注意保持均匀呼吸。

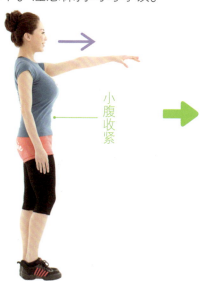

小腹收紧

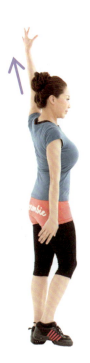

3 手臂向前自由式做4下，再向后仰式做4下。注意保持均匀呼吸。

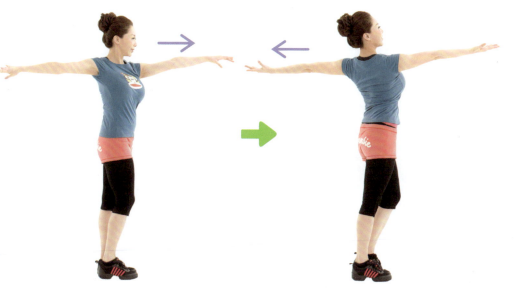

热身操

4 身体横移,手臂左右交替伸缩做8下。手内缩时吸气,往外伸时吐气。

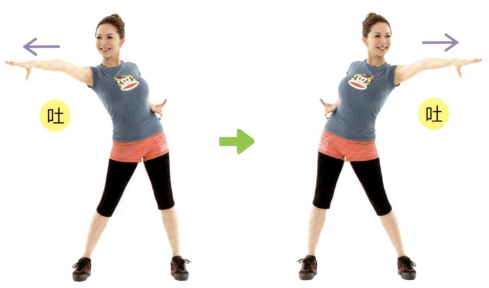

5 身体横移,双手手臂交替斜向上伸缩做8下。手内缩时吸气,往外伸时吐气。

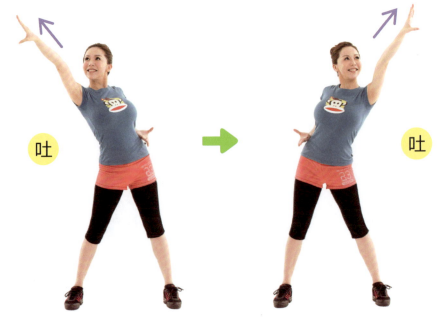

6 单脚左右向前提膝，同时双手往上举再向下压，共做8下。手往上举时吸气，向下压时吐气。

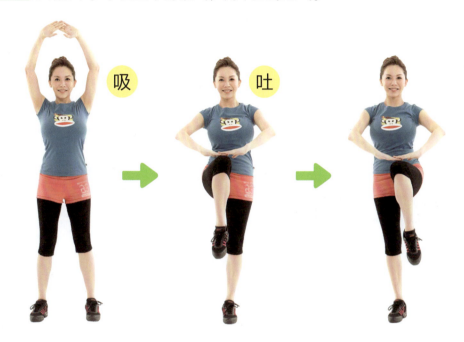

7 单脚左右向旁提膝，同时双手从上向外打开，由两旁向下压，共做8下。手内缩时吸气，往外打开时吐气。

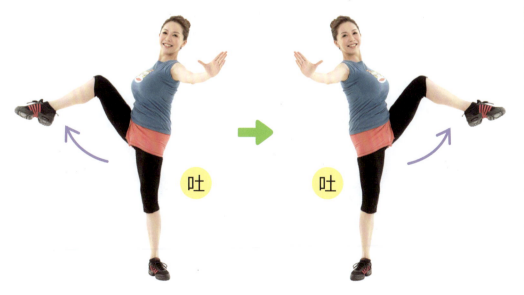

8 马步深蹲,双手向两旁平举与肩同高,大拇指向下;然后收起并在胸前交叉,大拇指向上,共做8下。

9 左右交替做弓箭步,双手向旁平举,身体向前,胸口下压,共做18下。身体在平移至最外侧时吐气,身体移动时吸气。

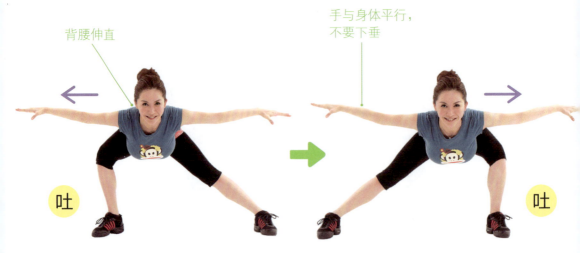

10 向左转身，右脚向后伸直点地，双手手臂向前摆；右脚向前抬高，双手手臂向后摆。做4下后换边再做，最后回到预备动作。手往上时吸气，膝盖向上时吐气。

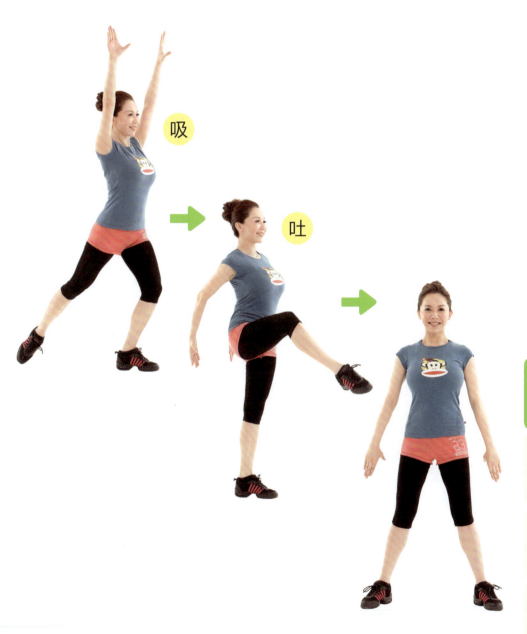

BODY WORKOUT
进阶操 1

功效 结合了普拉提、瑜伽、拉筋、训练肌力等动作，建议先看本书的动作内容，了解之后再练习，熟练之后可以自行搭配进阶操1、进阶操2进行训练。

1 深蹲，双手由下往外画弧做上下挥动，站立时吸气、蹲下时吐气，共做8下。

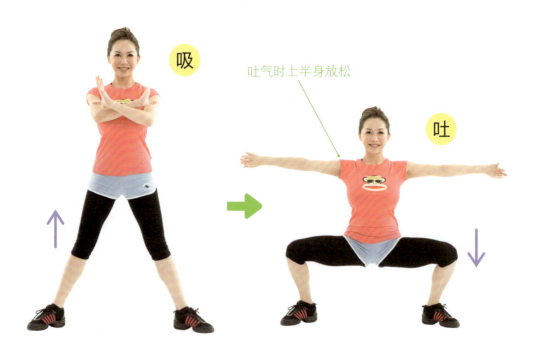

吸

吐气时上半身放松

吐

2

左弓箭步，左手臂向上、右手臂向下，手臂与地面垂直，做2下后换边再做，共做4次。身体平移至最外侧时（手刚好点地）吐气，身体在移动时吸气。

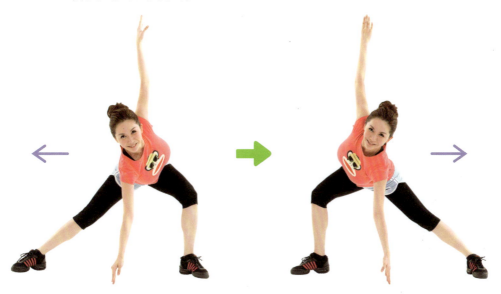

3

右弓箭步，左手臂向下、右手臂向上，手臂与地面垂直，每边各做1下后换边再做，共做8次。身体平移至最外侧时（手刚好点地）吐气，身体在移动时吸气。

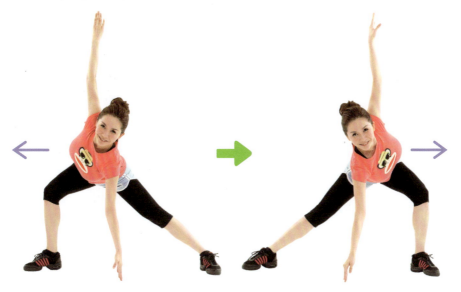

4 向右转身呈高跪姿，交换脚前后跳7下；再跳转身向前，同时向上拍手跳跃。向上跳时吸气，回到地面时吐气。

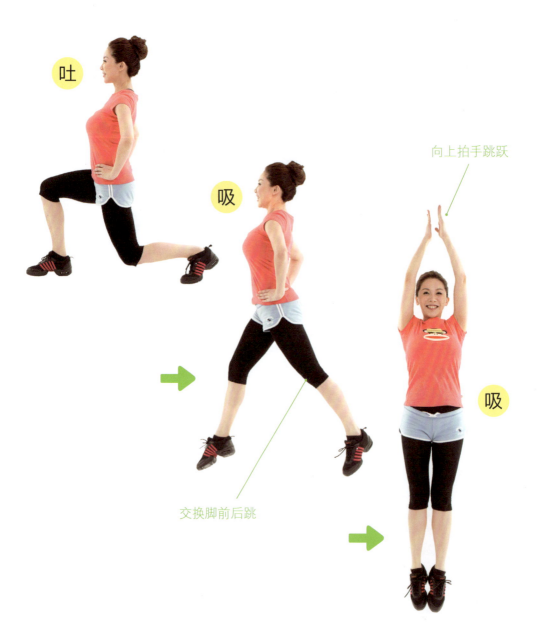

5 转回正面，马步跳1下，再将右脚放前、左脚放后马步跳1下。换边将左脚放前、右脚放后跳1下，马步再打开。臀部向下深蹲弹动4次后换边再做，左右共做4组。向上跳时吸气，回到地面时吐气。

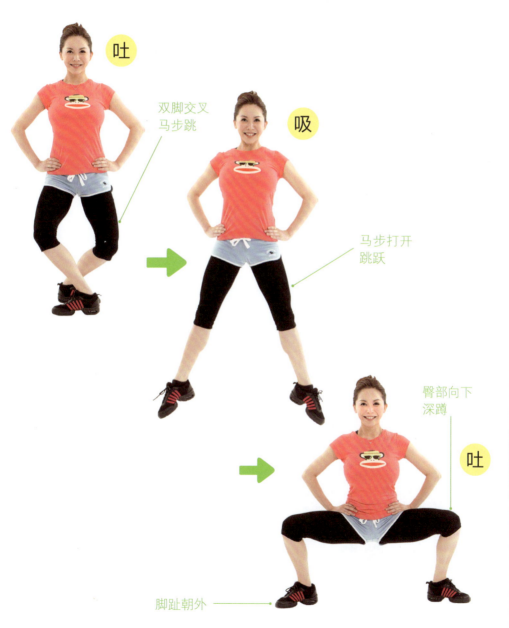

吐

双脚交叉马步跳

吸

马步打开跳跃

臀部向下深蹲

吐

脚趾朝外

6 右腿膝盖弯曲向左,双手上摆,换边再做,共做8下。手上摆时吸气,回原位时吐气。

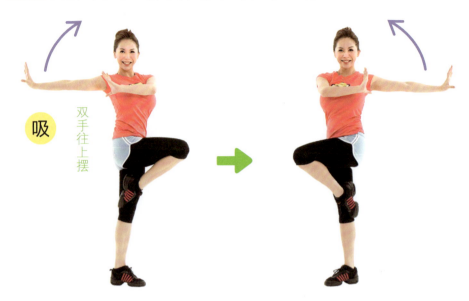

7 左脚放后向上踢腿,双手向上举,共做8下。腿抬高时吐气,放回地面时吸气。

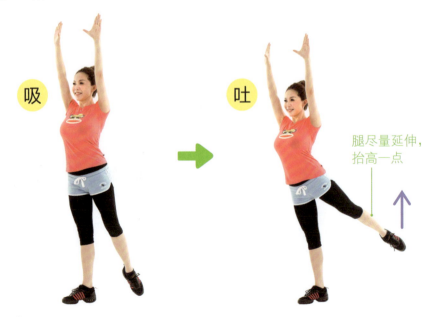

腿尽量延伸,抬高一点

8 左腿膝盖弯曲向右，双手上摆，换边再做，共做8下。手上摆时吸气，回原位时吐气。

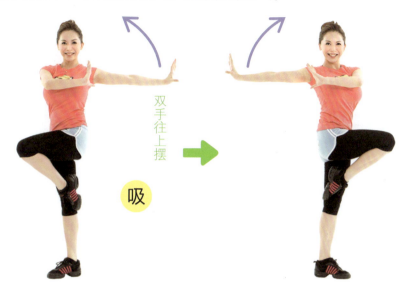

9 右脚放后向上踢腿，双手向上举，共做8下后，身体转正。腿抬高时吐气，放回地面时吸气。

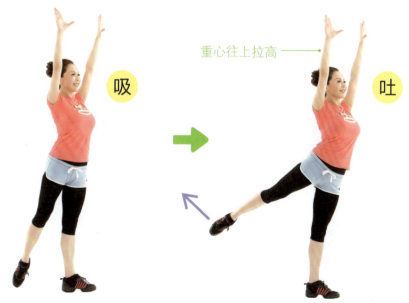

BODY WORKOUT
进阶操 2

功效 难度稍微提升，配合哑铃、弹力带等工具，可以锻炼全身肌肉。建议先看下面的动作内容，了解之后再练习，熟练之后可以自行搭配训练组合。

1 双脚并拢，双手放于身体两侧，手拿哑铃，膝盖向内左右弯曲8下。注意保持均匀呼吸。

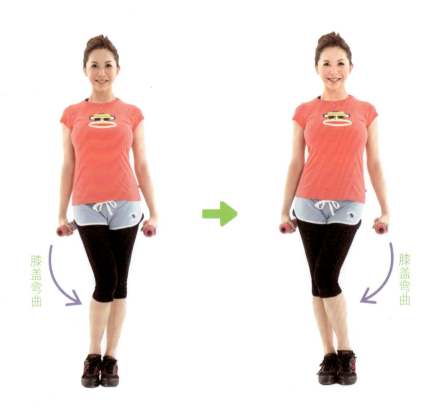

膝盖弯曲

膝盖弯曲

2 双脚运动同时，双手拿哑铃举至胸前，膝盖继续向内左右弯曲8下。注意保持均匀呼吸。

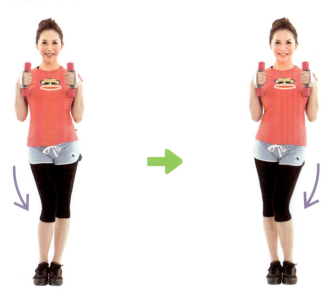

3 双脚运动同时，双手交替向前平举，膝盖继续向内左右弯曲8下。注意保持均匀呼吸。

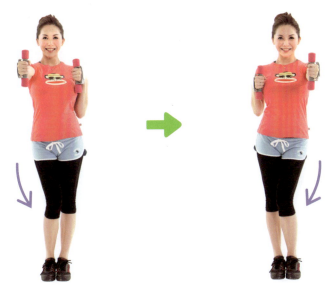

4 双脚运动同时，双手交替向上高举，继续膝盖向内左右弯曲8下。注意保持均匀呼吸。

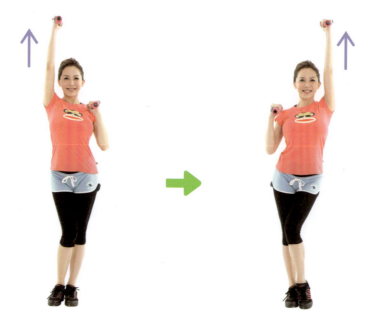

5 双脚运动同时，双手交替向旁侧平举，继续膝盖向内左右弯曲8下。注意保持均匀呼吸。

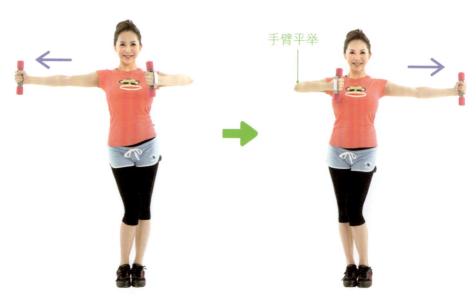

手臂平举

6 双脚向旁开并步移动,双手交替向旁(或上)举,共做8下。注意保持均匀呼吸。

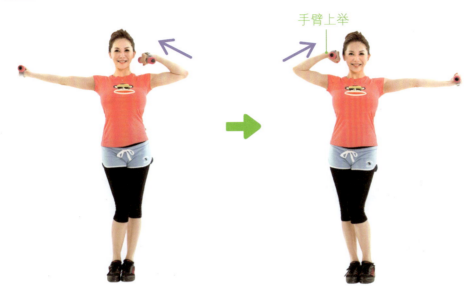

7 双手向上高举,弯曲时哑铃放置头后蹲马步,一组做8下,共做2组蹲马步。蹲下时吸气,起立时吐气。

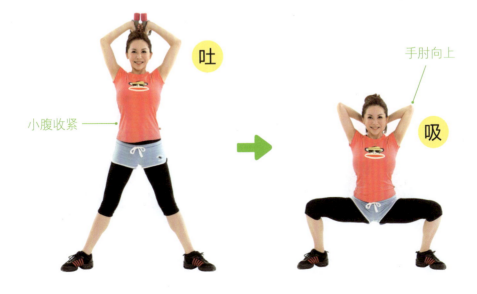

8 开并跳4下后,将哑铃换成弹力带。注意保持均匀呼吸。

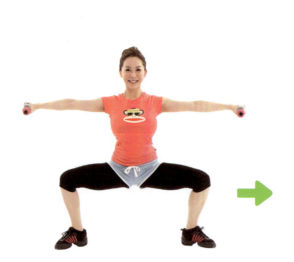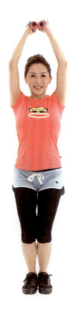

9 双手平举将弹力带放至背后,双脚打开做蹲马步,同时弓背并将双手向前伸直并拢,共做4次。手打开时吸气,合起时吐气。

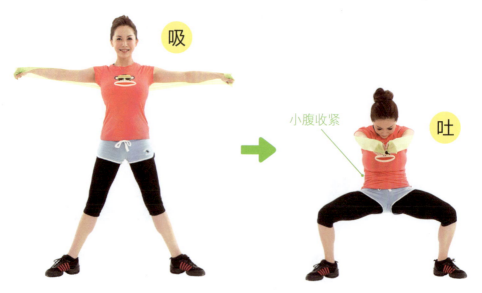

吸

小腹收紧

吐

10 双脚宽度不变，右膝弯曲，同时身体转向右，将左手向右并拢，做4下。手打开时吸气，合起时吐气。

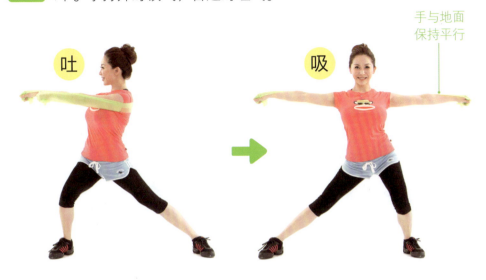

手与地面保持平行

11 右膝弯曲，同时身体转向左，将左手向上举、右手平举，双手手臂呈90度，共做4下。手打开时吸气，向上举时吐气。

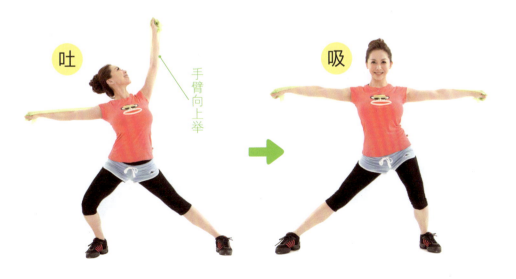

手臂向上举

12 换边再做，左膝弯曲，同时身体转向左，将右手向左并拢，做4下。手打开时吸气，合起时吐气。

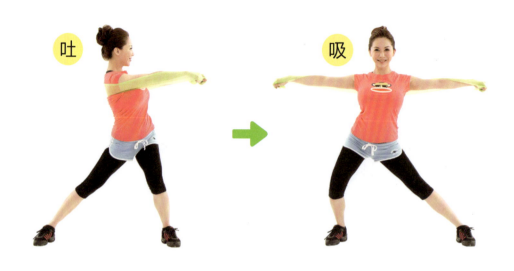

13 左膝弯曲，同时身体转向右，将右手向上举、左手平举，双手手臂呈90度，共做4下。手打开时吸气，向上举时吐气。

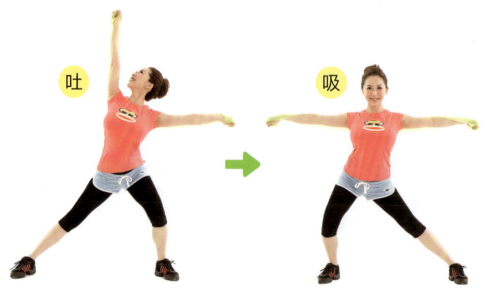

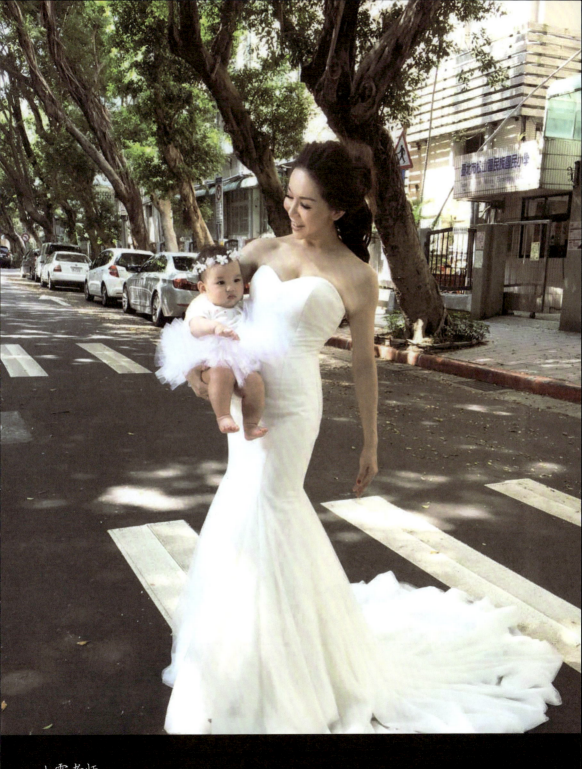

小霓老师：
别因为结了婚、生了孩子，就觉得自己成为"黄脸婆"，

STRETCHING EXERCISES
伸展操

功效 做完进阶操后一定要做的动作,主要是让肌肉全面伸展,作用是收操、调节呼吸、放松肌肉。

1 双腿盘坐,双手放头后,将头向前压低,停约16秒。

要记得挺胸、收小腹,把背打直,停留约16秒

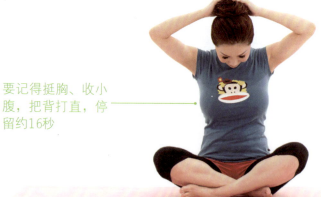

NOTE
做完运动后要做伸展操来收操,试想如果开车时突然熄火,车子是不是很容易坏掉呢?所以做完运动后,也要做伸展操来放松我们的肌肉!

2 头向右靠肩，右手掌放在左侧脸，停8秒后换边再做。

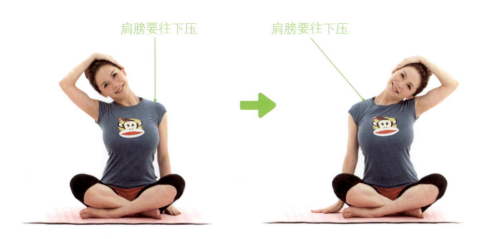

肩膀要往下压　　肩膀要往下压

3 双腿向前伸直，双手自然放于两旁，慢慢将上半身前屈，脚掌压低，保持8秒。

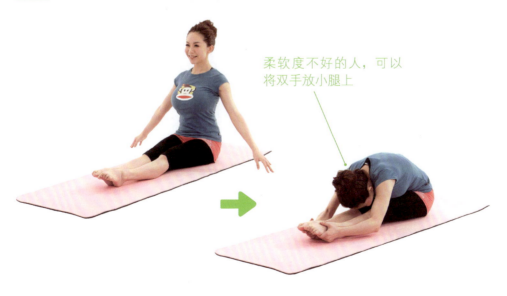

柔软度不好的人，可以将双手放小腿上

4 身体再度回到原位,将脚掌上下勾8下。

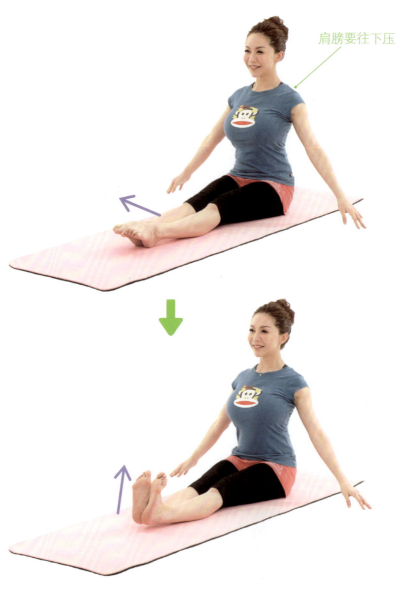

肩膀要往下压

▎NOTE
将脚掌做上下勾的动作,有助于舒缓腿部的肌群。

5 身体再次向前压低、伸展，握脚掌后回原位，将脚掌上下勾4下。

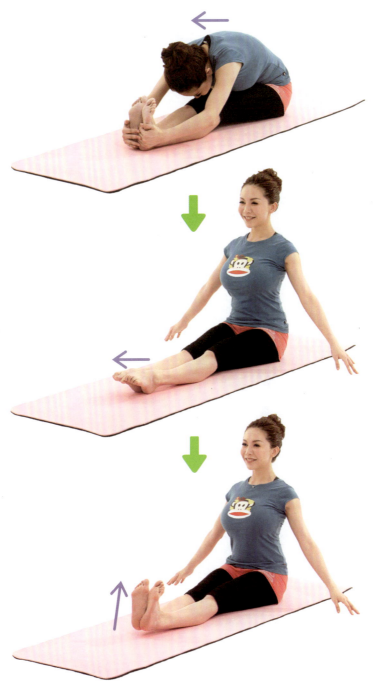

6 双手双脚向两旁打开，身体向右边侧拉腰，停留约8秒。

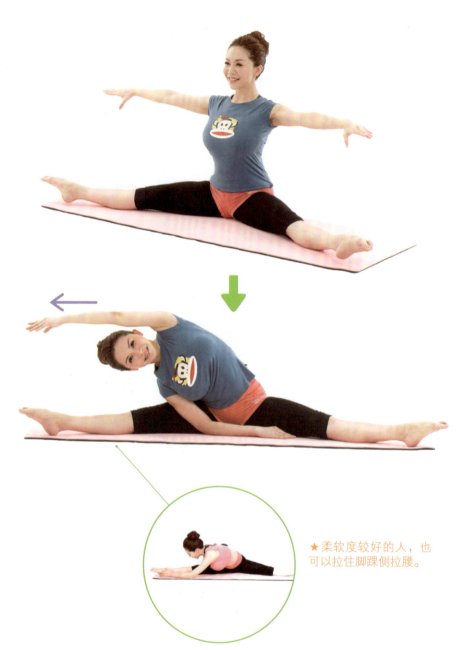

★ 柔软度较好的人，也可以拉住脚踝侧拉腰。

7 双手交叉拍地，从右拍到左，约8秒。

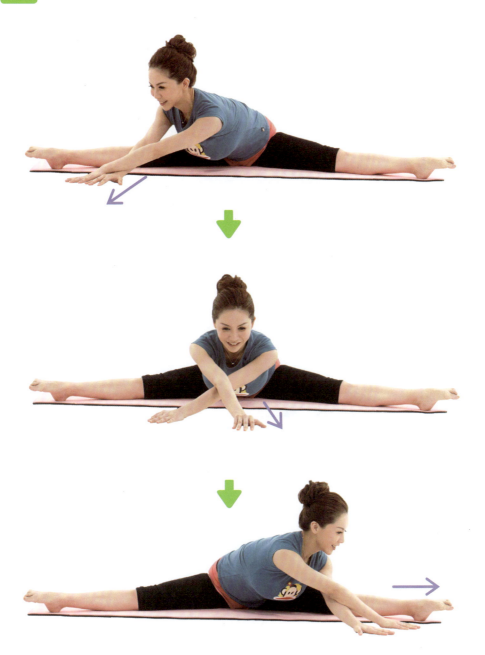

伸展操

8 身体向左边侧拉腰，停留约8秒。

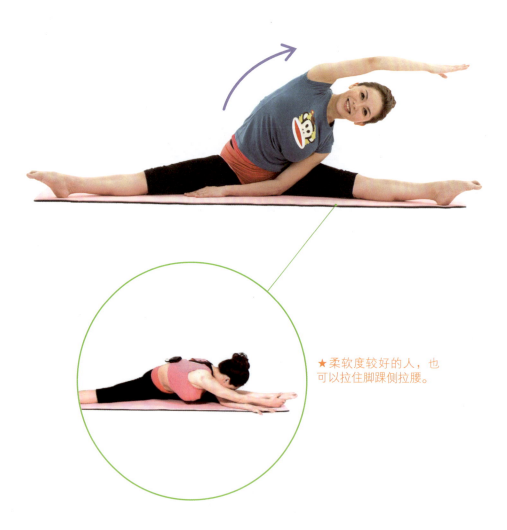

★柔软度较好的人，也可以拉住脚踝侧拉腰。

NOTE
利用侧拉腰的方式，舒展上半身的肌群，是运动结束后一定要做的动作！

9 左膝弯曲,身体向左转身后成趴姿。

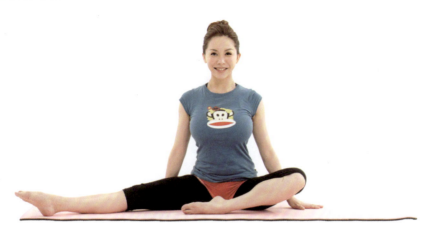

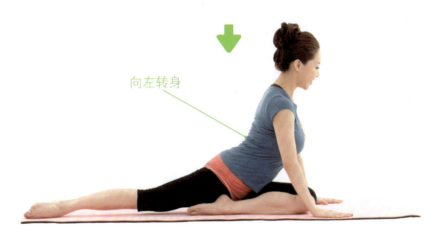

向左转身

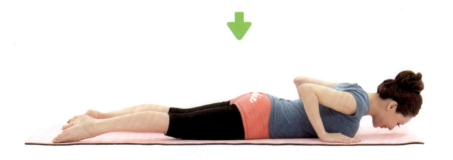

10 上半身慢慢离地，身体慢慢延伸向上，停留约8秒。

小腹要离地，不要折腰

11 小腿左右交替上踢，上半身同方向左右转（踢右腿时身体转向右侧，反之亦然），眼睛要尽可能看到脚趾。共4次。

眼睛要看到脚趾

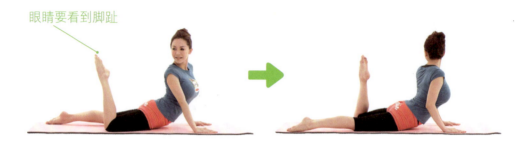

12 起身高跪姿，双手放腰臀部，向后弯腰。

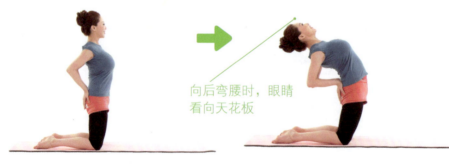

向后弯腰时，眼睛看向天花板

13 朝拜式动作，收操休息。

双手延伸向前，身体尽量贴向大腿，可以舒展脊椎和背部

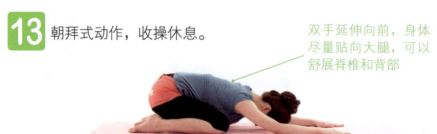